症例から学ぶ
脊椎関節炎

―強直性脊椎炎, 未分化型脊椎関節炎ほか―

浦野房三 篠ノ井総合病院 著
リウマチ膠原病センター長

株式会社 新興医学出版社

The Spondylarthritides
—— ankylosing spondylitis, undifferentiated spondylarthritis, etc

Arthritis Lupus Center, JA Shinonoi General Hospital
Head of Arthritis Lupus Center, Head of Rheumatology
Fusazo Urano, MD, Phd

©2008 published by
SHINKOH IGAKU SHUPPAN CO., LTD TOKYO.
Printed & bound in Japan

序

　広範囲に疼痛をきたす疾患の代表的なものは関節リウマチであろう。関節リウマチは膠原病（結合組織病）の1つであり、多発関節炎を起こす代表的な疾患である。好発年齢は30代～50代の働き盛りの女性で、発病のピークは40歳代である。男女比は1対4、人口比では0.5％程度と言われ、日本には70万人くらいの患者がいると推定されている。

　翻って、線維筋痛症あるいは脊椎関節炎はどうであろうか？　日本ではこの2疾患が隅に追いやられ、医療関係者には病名は知られているが、十分な対応がされてないのが現状ではないだろうか？　それは日本人には非常に数少ない病気だから、とか、典型的な状態の患者がみあたらないから、などいろいろな釈明があるが、実は診断方法が十分に行き渡っていないので、患者が診断されず、国内を右往左往しているのが現状ではないだろうか。

　とくに最近は著名人の不幸により線維筋痛症の病名が有名になった。病名自体が全国に知れ渡ったが、その実態が十分に認識されないため、X線所見や検査で異常がみつけにくい疼痛疾患は皆、線維筋痛症というトラッシュボックスに入れられ、十分に手当を受けられない悲しむべき状況がある。

　今回、広範囲疼痛について執筆する機会を得た。線維筋痛症という病名の陰に隠れたもう1つの看過されるべきでない疾患、脊椎関節炎について1冊の本にまとめさせていただいた。筆者の日常診療で遭遇した症例の提示、あるいは臨床研究によるデータをお示しするとともに若干の解説を加えた。本来、この脊椎関節炎の疾患グループは患者の数も多く、欧米諸国では関節リウマチについで頻度の高い病気と認識されており、リウマチ性疾患の2大疾病といってもよいものである。

　今回、基礎医学的な記述は少なくし、実際の症例を多数掲載した。中には筆者の経験していない症例もあるが、ほとんどの症例は日常的にみられるものばかりである。リウマチ性疾患に真摯に取り組む若い医師、あるいは一般の医師を対象に執筆させていただいた。

2008年8月
浦野房三

目 次

第Ⅰ章　従来の常識からの脱却 ── 3

第Ⅱ章　脊椎関節炎の臨床像
 A．はじめに全般的なこと ── 7
   症例呈示 ······ *8*
 B．脊椎関節炎の疫学—外国と日本— ── 10
 C．病因 ── 11
 D．脊椎関節炎の症状，診察と診断 ── 11
  1．問診では疼痛の状態を聞き出すことが重要 ······ *12*
  2．肉眼所見 ······ *12*
  3．触診，および，各種テスト ······ *14*
 E．脊椎関節炎の診断基準 ── 16
 F．臨床検査 ── 18

第Ⅲ章　代表的な強直性脊椎炎，未分化型脊椎関節炎
 A．強直性脊椎炎 ── 25
  1．強直性脊椎炎の評価方法 ······ *26*
  2．疾患活動性の評価について ······ *28*
 B．未分化型脊椎関節炎 ── 32
  1．頻度 ······ *32*
  2．臨床像 ······ *34*
  3．女性の頻度 ······ *35*
  4．小児の発症 ······ *35*
  5．画像所見 ······ *35*
  6．多発性付着部炎 ······ *36*
   症例呈示 ······ *36*

第Ⅳ章　各種の脊椎関節炎と関連した病態
 A．乾癬性関節炎 ── 45
  1．診断と分類 ······ *45*
  2．治療 ······ *46*
   症例呈示 ······ *46*
 B．掌蹠膿疱症性骨関節炎 ── 48

　　　　1. 臨床像 …………………………………… *48*
　　　　2. 診断 ……………………………………… *48*
　　　　　症例呈示 ………………………………… *50*
　C. 痤瘡性関節炎 ────────────────── **52**
　　　　　症例呈示 ………………………………… *52*
　D. 腸炎性関節炎 ────────────────── **53**
　　　　　症例呈示 ………………………………… *55*
　E. 反応性関節炎 ────────────────── **56**
　　　　1. 臨床所見と診断 ………………………… *57*
　　　　2. 治療 ……………………………………… *57*
　　　　　症例呈示 ………………………………… *57*
　F. 脊椎関節炎に伴う骨関節障害 ───────── **59**
　　　　1. 肩腱板損傷 ……………………………… *59*
　　　　　症例呈示 ………………………………… *59*
　　　　2. 足根炎（tarsitis）……………………… *61*
　　　　　症例呈示 ………………………………… *61*
　　　　3. 膝関節病変 ……………………………… *62*
　　　　4. 指炎（dactylitis）……………………… *62*
　G. 骨粗鬆症 ──────────────────── **65**
　H. 各種結合組織病 ───────────────── **66**
　　　　1. 全身性エリテマトーデスの合併 ……… *66*
　　　　　症例呈示 ………………………………… *67*
　　　　2. シェーグレン症候群の合併 …………… *68*
　　　　　症例呈示 ………………………………… *68*
　　　　3. 抗リン脂質抗体症候群の合併 ………… *68*
　　　　　症例呈示 ………………………………… *69*
　　　　4. 皮膚型結節性多発性動脈炎の合併 …… *69*
　　　　　症例呈示 ………………………………… *70*
　　　　5. 強皮症 …………………………………… *70*
　　　　　症例呈示 ………………………………… *71*
　I. その他の合併症 ───────────────── **72**
　　　　1. 肺合併症 ………………………………… *72*
　　　　　症例呈示 ………………………………… *72*
　　　　2. ぶどう膜炎 ……………………………… *73*
　　　　　症例呈示 ………………………………… *73*
　　　　3. 上強膜炎 ………………………………… *74*
　　　　　症例呈示 ………………………………… *74*
　J. 鑑別診断 ──────────────────── **75**
　　　　1. 関節リウマチ …………………………… *75*

2．線維筋痛症 …………………………………… *75*
　　3．リウマチ性多発筋痛症 ……………………… *76*
　　4．回帰性リウマチ ……………………………… *76*
　　　症例呈示 ………………………………………… *76*
　　5．変形性関節症・脊椎症 ……………………… *77*

第Ⅴ章　治療

　A．脊椎関節炎の薬物療法 ——————————— 83
　B．抗炎症剤 ———————————————————— 83
　C．ステロイド剤 ————————————————— 85
　　　症例呈示 ………………………………………… *86*
　D．抗リウマチ薬 ————————————————— 87
　E．免疫抑制剤 ——————————————————— 87
　F．脊椎関節炎に対する生物学的製剤 ——————— 88
　　　症例呈示 ………………………………………… *90*
　G．その他の薬物療法 ——————————————— 92
　　　症例呈示 ………………………………………… *93*
　H．白血球除去療法（leukocytapheresis：LCAP） — 94
　　　症例呈示 ………………………………………… *95*
　Ⅰ．脊椎関節炎のリハビリテーション 生活指導，運動療法 — 95
　　1．日常生活の注意事項 ………………………… *96*
　　2．運動療法 ……………………………………… *96*
　J．外科的治療法 ————————————————— 96
　K．脊椎関節炎の予後 ——————————————— 97

第Ⅵ章　脊椎関節炎の画像所見

　A．X線所見 ———————————————————— 103
　　　症例呈示 ………………………………………… *105*
　B．CT所見 ————————————————————— 108
　C．MRI所見 ———————————————————— 110
　　　症例呈示 ………………………………………… *110*
　D．超音波所見 ——————————————————— 115
　　　症例呈示 ………………………………………… *116*
　E．ガリウムシンチグラム ————————————— 118
　　　症例呈示 ………………………………………… *118*
　F．病理所見 ———————————————————— 120

第Ⅶ章　多発性付着部炎

- A．多発性付着部炎と線維筋痛症 ―――――――――――――― 125
- B．脊椎関節炎における多発性付着部炎 ――――――――――― 126
- C．多発性付着部炎の現状 ――――――――――――――――― 126
- D．多発性付着部炎の調査 ――――――――――――――――― 128

　　　索引 …………………………………………… 133
　　　脊椎関節炎専門医紹介 ………………………… 136
　　　あとがき ………………………………………… 137

第 I 章

従来の常識からの脱却

はじめに脊椎関節炎に関する従来の考え方と最近の考え方を記してみたい。

　まず，古くから脊椎関節炎は非常にまれな疾患であり，日本人には多い病気ではなく，実際には診ることが少ない疾患といわれてきた。しかし，最近の中国における調査では脊椎関節炎のプロトタイプである強直性脊椎炎の有病率は0.26％と報告している。これは国際リウマチ学会のメンバーであるWigley[1]が発表し，この頻度は欧米人と同等の頻度であると述べている。おなじ東洋人である日本人においてそれに近い頻度でないのは極めて奇異である。

　この数字は関節リウマチの有病率の約半分ということになり，脊椎関節炎全体では0.5％は下らないと考えられる。また，Wigley報告の強直性脊椎炎の診断は，仙腸関節のX線所見を評価することによってなされており，東洋人と欧米人の有病率の比較に関しては相当に信頼すべき報告と考えている。

　脊椎関節炎，とくに強直性脊椎炎では竹様脊椎（bamboo spine）のX線所見こそ典型的であり，ほとんどが脊椎の癒合をきたすと考えられている。しかし，竹様脊椎は進行して，病状が完成された状態である。これも大きな誤解であり，とくに日本では竹様脊椎の状態は極めて少数である。仙腸関節の所見は，習熟した医師でないと判定しにくいことは確かであるが，常時，注意して観察していると大まかに判定を下すことが出来る。改正ニューヨーク診断基準では強直性脊椎炎の診断は，仙腸関節の炎症所見が顕著になった段階で下される。

　女性には非常に少ない病気であり，患者はほとんど男性であると言われていた時代もある。最近では2から3：1程度といわれている。しかし，国や地方によっては女性の頻度は男性と同等という報告もある。

　強直性脊椎炎にはHLA-B27抗原が診断に役立つので，HLA-B27抗原が陰性であれば，まず，この病気を考えなくてもよいと考えられてきた。欧米では人口に占めるHLA-B27抗原の比率はかなり高い。しかし，日本ではHLA-B27抗原の比率は非常に少ない。日本では強直性脊椎炎，あるいは脊椎関節炎ではHLA-B27抗原以外の頻度を考えていかねばならない。

　強直性脊椎炎は背骨が中心なので，背部痛が主に起こり，四肢には症状が出にくいとも考えられてきた。しかし，両手指がソーセージ様に腫れたり，下腿が浮腫んだりすることがあり，手指，足部にも関節炎症状が出現する末梢関節炎型もある。

　以上のように従来考えられてきた固定概念を脱却して，患者の病態を診ることにより多くの患者が救われると考える。

第 II 章

脊椎関節炎の臨床像

A はじめに全般的なこと

　レバノンでは脊椎関節炎の有病率は8％であると報告され，その中の比率は強直性脊椎炎と未分化型脊椎関節炎がそれぞれ40％である。日本で調査された脊椎関節炎の有病率は脊椎関節炎が0.0095％，強直性脊椎炎と未分化型脊椎関節炎はそれぞれ68％と5％である。これは他の人種に比してあまりにもかけ離れた数字であり，調査に携わった研究者の意見では人種的な差違があるかもしれないが，日本では医師にこの病態，とくに未分化型脊椎関節炎が十分に知られていないためではないかと結んでいる[2]。

　筆者は線維筋痛症のホームページを1999年に公開した。その後，筆者の外来には大勢の広範囲疼痛の患者が受診するようになった。線維筋痛症と脊椎関節炎の両面から診察してみると，2006年に期限を区切った3ヵ月の調査では初診患者76例のうち脊椎関節炎は63例であり，未分化型脊椎関節炎が49.2％，強直性脊椎炎が42.9％であり，両者ともかなりの有病率が推定される数字である。Brandtら[3]の調査と有意差はなく，我が国でも未分化型脊椎関節炎は同程度に存在すると考えられる。

　未分化型脊椎関節炎の場合，X線所見では仙腸関節炎が顕著でないことが特徴であり，改正ニューヨーク診断基準では片側が2度で，他方が1度以下では強直性脊椎炎とはせず，未分化型脊椎関節炎となる。仙腸関節炎が顕著であるか否かの違いが未分化型脊椎関節炎と強直性脊椎炎の診断をわけるといってもよい。脊椎関節炎では多発性付着部炎を有する患者の比率は極めて高い。また，人種的に日本人にもっとも近いと考えられる韓国の調査では[4]，7年間にHanyang大学リウマチ科で診断された839例の脊椎関節炎のうち，412例が強直性脊椎炎，107例が未分化型脊椎関節炎であった。この調査ではHLA-B27

【コラム】
未分化型脊椎関節炎か分類不能脊椎関節炎か？
　従来，強直性脊椎炎，反応性関節炎，あるいは乾癬性関節炎などに分類できない脊椎関節炎を分類不能脊椎関節炎と呼んできた。英語ではundifferentiated spondylarthritisである。未分化型はundifferentiatedを直訳した訳語である。腫瘍学，あるいは膠原病でも未分化型の癌，あるいは未分化型結合組織病という概念がある。本書では未分化型脊椎関節炎という呼称を使わせていただく。

の頻度も調べられており，未分化型脊椎関節炎患者の78％が陽性であった。日本人に比して，HLA-B27の頻度が格段に異なるのが，強直性脊椎炎と未分化型脊椎関節炎の分布の差となって現れていることが考えられる。

　脊椎関節炎と線維筋痛症については以前よりその異同については注目される傾向があるが，なかなか大規模調査はされていない。これは線維筋痛症の専門医にリウマチ医が少なく，リウマチ科的な方面からの調査が十分されていないことも一因と考える。カナダのFitzcharlesらの報告では1年間に35例が線維筋痛症と診断された。その中で11例は脊椎関節炎が考えられたと報告している[5]。また，著者自身が強直性脊椎炎の患者でもあるKhanは自著の中で「強直性脊椎炎が線維筋痛症と誤診されていることがある」と述べている[6]。最近では女性強直性脊椎炎患者の50％に線維筋痛症がみられた[7]と報告されている。線維筋痛症は現在一次性，あるいは二次性と分けないことになっているが，さまざまな全身性の炎症性疾患に合併することが多いといわれている。

　血沈，あるいはCRPが正常範囲であるにもかかわらず，四肢や体幹の疼痛を訴える患者は線維筋痛症の名前が浸透した現在，線維筋痛症とされることが多い。このような患者の四肢・体幹の多発性付着部炎，仙腸関節炎，あるいは脊椎可動性の診察を行うと，脊椎関節炎の診断がつく場合が多い。

　脊椎関節炎の場合，問診の仕方，診察方法，あるいはX線所見のみかたに関して，十分な教育を受けていない場合が多く，悲惨な状況はいまだに国内の至る所にみられる。ある意味では「リウマチ病の陰の部分」になってしまっている。医療関係者は医師である自分が罹患した場合，あるいは，家族の発病によって，この疾患に目覚めることが多い。また，疼痛のレベルは患者によっては関節リウマチより激烈である。

症例呈示

【症例1】34歳　男性　英語教師　出身地　オーストラリア
【主訴】四肢・体幹広範囲の疼痛
【既往歴】特記すべきことなし
【家族歴】叔父が強直性脊椎炎
【経過】1998年オーストラリアから来日した。英語教師として中都市の英語会話スクールに就職。2001年9月，背部痛，腰痛，股関節痛が出現した。近医を受診するも診断がつかなかった。総合病院の整形外科，あるいはリウマチ科を

受診した。10ヵ所近い医療施設を転々と受診した。どの施設でも診断を保留されたので，地元の整形外科医から当科に紹介された。

　初診当日，診察室へ入るにも両松葉杖をつき，いかにも泣き出しそうな表情であった。理学所見では四肢・体幹の多発性付着部炎がみられたほか，ショーバーテストが3.4cmと陽性，また，胸郭拡張テストは2.6cmであった。X線所見では3度の仙腸関節炎がみられ，骨盤では恥骨炎など皮質骨の硬化がいちじるしく強直性脊椎炎が考えられた。患者には強直性脊椎炎であることを伝え，プレドニゾロン，ボルタレン®を処方した。その数週後，彼は微笑して診察室に杖なしで入ってきた。診断がついて症状も軽くなり，本当に感謝していると言ってくれた。英語のインターネットを見て，強直性脊椎炎についても勉強し，親戚にも同じ病気の人がいたと安心した様子であった。その後，ボルタレン®あるいはプレドニゾロンを常には必要としない状態になった。
【検査所見】HLA-B14，B-27が陽性であった。

　脊椎関節炎のプロトタイプである強直性脊椎炎の中国人における有病率は0.26％と報告されており，この数字から考えると脊椎関節炎全体では強直性脊椎炎の約2～3倍の有病率と考えられ，脊椎関節炎全体では0.5～0.6％の有病率と類推できる。これは関節リウマチと同程度の有病率と推定できる。日本人の脊椎関節炎の有病率は関節リウマチと同等と考える専門医も増えてきた。

　脊椎関節炎は従来，強直性脊椎炎といわれることが多く，そのため，多くの医療関係者の脳裏にはbamboo spineのX線像が渦巻いていた。そのため，bamboo spineのないものはすべて他の疾患と考えられ，X線像でほとんど異常のないものは診断保留，あるいは診断不能とされ放置されてきた歴史がある。最近は線維筋痛症と診断されることが多くなったが，根底にある脊椎関節炎の診断がなされていないと，治療も適切でない場合が多く，十分な医療が施されない結果となる。また，症状あるいは障害が高度な場合でも，十分な医療がなされないこともある。患者は真摯に向き合ってくれる医師を求めて，全国を渡り歩くという悲惨な状況にある。これを"ドクターショッピング"などというジョークのような表現では到底言い表すことのできない医療難民の状況を現在も産みだしている。

B 脊椎関節炎の疫学—外国と日本—

　リウマチ性疾患のもっとも代表的な疾患は関節リウマチであることに異論はないであろう。しかし、現在の日本の医療では、次に問題となるのは手術の対象となる変形性関節症、そして、変形性脊椎症である。脊椎関節炎はほとんど意識されていない上、まれなものとして、皮膚疾患、感染症、腸炎に合併した関節炎が時に症例報告される。また、強直性脊椎炎を疑わなければならない仙腸関節炎がX線所見で顕著であったり、脊椎に靭帯棘（syndesmophyte）が認められている症例でさえも診断まで行き着いていないことが多い。

　諸外国における脊椎関節炎に関する報告では、エスキモーにおける住民調査で2.5％[9]、ドイツでは1.9％[10]、レバノンの8％[11]という頻度が報告されている。翻って、日本の専門医の勤務する施設で調査された頻度では、脊椎関節炎の有病率は0.0095％、そのうち、強直性脊椎炎が68％、未分化型脊椎関節炎が5％と発表されており、この数字は外国のテキストにも引用されている[11]。日本人医療者の未分化型脊椎関節炎に対する認識が低いために極めて低い有病率になったのではないかと記されている[2]。実際の日常診療では診断保留とされている広範囲疼痛を訴える患者は非常に多く、未分化型脊椎関節炎を理解している医師が直接診察すると、日本でも関節リウマチと同等の頻度になることが予想される。

　また、脊椎関節炎の男女比に関しては古くから、男性が圧倒的に多く、リウマチ性疾患の中では唯一、男性の有病率の高い病気とされてきた。しかし、統計が新しくになるに従い、女性の比率が増し、アラスカにおける住民調査では女性と男性は同等の比率であると報告され、女性はそれまで診断が下されていなかったと報告されている[12]。この疾患に対する住民調査が日本では行われたことがない。医師を訪れた患者の比率から類推することがほとんどである。欧米でも男性が多いとされるのは、専門医を受診する患者が経済的余裕のある男性患者が多いためかもしれない。筆者が広範囲疼痛患者として診ている患者は圧倒的に女性が多く、また、その結果、女性の脊椎関節炎が多い。第Ⅶ章の調査報告にも示したが、仙腸関節に顕著な硬化像を認めた強直性脊椎炎自体も男性以上の比率である。

C 病因

　脊椎関節炎発病後の診断学，治療学はめざましく発達している。しかし，真の病因は明らかではない。先行する皮膚疾患，あるいは感染症がある場合はそれぞれ乾癬性関節炎，掌蹠膿疱症性骨関節炎，そして，反応性関節炎，と診断されるが，それらがない症例の場合，とくに強直性脊椎炎の場合は欧米でHLA-B27との関連性が強く指摘されたことがあったが[13]，日本ではHLA-B27の頻度が非常に低く，HLA-B27が病因の根幹を占めるという考え方は成り立ちにくい。しかし，一方，他のHLA-B抗原に関してはコントロール群より，有意に高頻度であるものも多く，遺伝的素因は否定できない。

　ハイテク立国である日本でこの疾患が注目されていないのは極めて寂しい限りである。我が国の研究者がもっと力をいれればこの分野のトップに躍り出ることは間違いない。若いリウマチ科および膠原病科の医師が奮起されることを期待したい。

D 脊椎関節炎の症状，診察と診断

　脊椎関節炎の症状は体軸を中心とした疼痛症状と，四肢を主とした疼痛症状に分けられる。発病当時の腰背部痛は潜行性といわれ，単なる肩こり，腰痛とみなされることが多い。ヨーロッパ分類基準[14]では疼痛の項目でinsidiousという表現がある。症状が出たり引っ込んだり，激烈でないというのはまさにinsidious（潜行性）という表現があたる。他方，急性腰痛はギックリ腰，時には椎間板ヘルニアと扱われていることが多い。下肢優位の関節腫脹，ソーセージ指，踵部痛，手部あるいは足部浮腫もみられる。腫脹あるいは浮腫がまったくみられない場合，疼痛に対する評価を十分に行う必要がある。

　その他，発熱，体重減少もみられる。少数例ではあるが，極端な症例では38℃を超える高熱が何週間も続くことがある。この場合，不明熱として精査をされ，診断は最後まで保留となることが多い。原因不明の発熱の場合，脊椎関節炎を鑑別診断の選択肢に置くべきである。一方，顕著な体重減少も時にみられる。不眠，憂うつ感など自律神経症状が顕著である場合は線維筋痛症の単独発症とされている場合もある。

　また，忘れてならないのは高度の疲労感である。疲労感が高度なので慢性疲

労症候群ではないかという訴えで受診する患者は後を立たない。疼痛を伴っている場合は慢性疲労症候群ではなく，脊椎関節炎の可能性が高い[15]。

1. 問診では疼痛の状態を聞き出すことが重要

体軸では項部痛，背部痛，腰痛，殿部痛，胸鎖関節部を含む胸部痛など体幹広範囲の疼痛とこわばり感を訴える。四肢では関節痛，筋肉痛，こわばり感，張り感，四肢のだるさを訴える。疲労感を主に訴える症例は慢性疲労症候群も念頭に置きながら問診を行う。しかし，疼痛症状が無視できない程度である場合は積極的に脊椎関節炎も診断の選択肢に入れておく。

疼痛部位の評価を的確に行わなければならない。項部痛，背部痛，殿部痛だけの場合は少なく，上肢，下肢，時には前胸部の疼痛を訴える場合も多い。患者の疼痛部位を図示できる初診用の全身図を作成し，身体の前面だけでなく，後面の疼痛も記入できるようにすると便利である。疼痛部位で診断の助けになるのは踵の痛み，あるいは，腰殿部痛である。殿部痛は仙腸関節に一致していることがあり，時期によっては左仙腸関節付近であったり，右仙腸関節付近であったりすることがあり，移動することも特徴である。

また，同一姿勢で疼痛が増強し，運動時に疼痛が軽減する。静かに座っていると腰背部の疼痛が増強し，軽く動き回ると疼痛が軽減することがある。疼痛あるいはこわばりの出現状況について聞き出すことは診断の助けにもなる。

その他，咽喉頭，あるいは泌尿生殖器の感染症，また，掌蹠膿疱症，乾癬，痤瘡などの皮膚疾患，潰瘍性大腸炎あるいは大腸クローン病など腸疾患の既往歴，家族歴は診断のための重要な情報である。

2. 肉眼所見

発病当初は背部痛，あるいは殿部痛などの自覚症状が主であり，肉眼所見で確認出来ることは少ない。しかし，乾癬，掌蹠膿疱症，あるいは痤瘡などの皮膚疾患は診断の参考になる。また，末梢関節炎が初発となることもあるので，関節炎の発現様式にも注意が必要である。下肢に優位の関節炎は重要である（図1）。膝関節，足関節の腫脹は確認すべきである。とくに関節リウマチにみられるような膝蓋上嚢の腫脹だけではなく，膝蓋靭帯の腫脹も確認する。前胸部では胸鎖関節から上部肋骨の腫脹を確認する。患者を腹臥位にして背部の診察は必ず行わなければならない。肉眼ではアキレス腱部の腫脹を必ず確認する

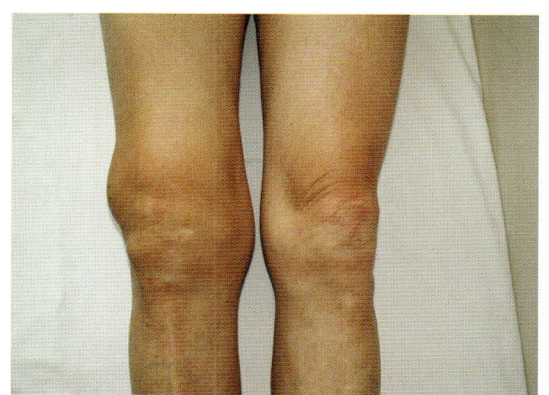

図1 下肢優位の関節炎
- 62歳　男性
- 右膝関節の腫脹がいちじるしく，穿刺にて水腫も認められた。

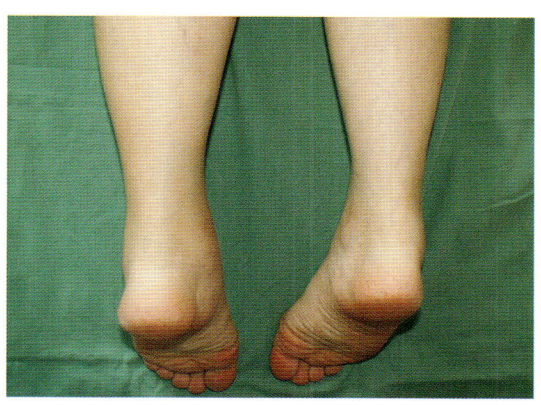

図2 アキレス腱周囲の腫脹
両側アキレス腱周囲の腫脹のためアキレス腱のレリーフが見えなくなっている。

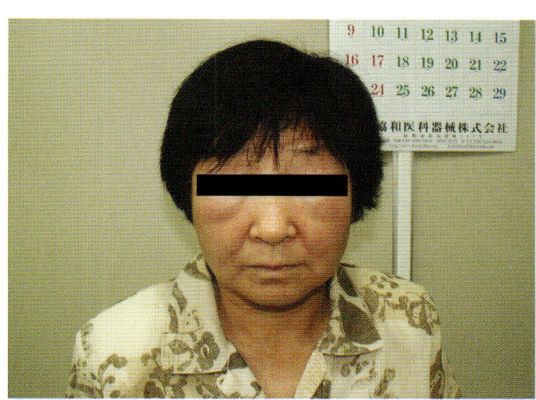

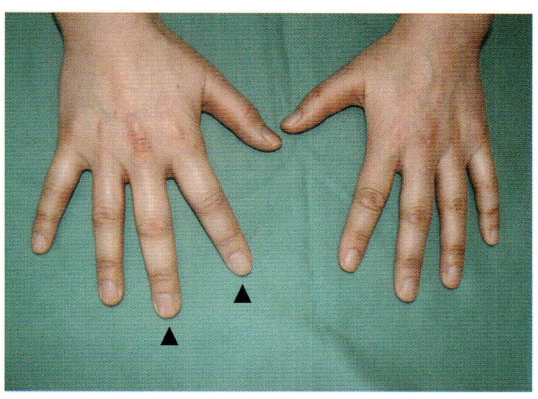

図4 ソーセージ指
右示指と中指がソーセージ様に太くなっている。左右比較すると明確である。

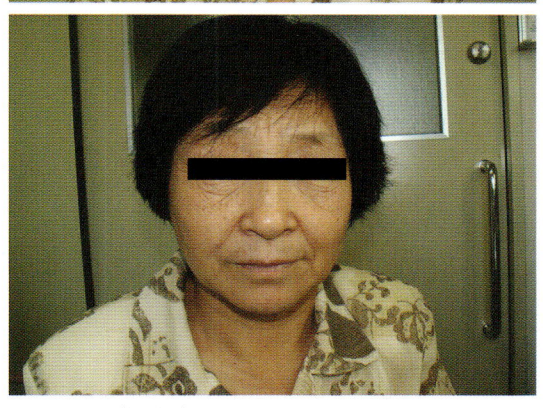

図3 眼瞼浮腫
- 上段は初診時，眼瞼浮腫が極めて顕著である。
- 四肢・体幹痛も高度であった。
- 下段は2週後，眼瞼浮腫は改善し表情にも余裕がある。

（図2）。患者を腹臥位にして入念にアキレス腱およびその周囲を観察する。手掌，足底の皮疹には注意をはらう。

時に全身痛が高度の場合，眼瞼の浮腫がみられることもある（図3）。また，腎疾患あるいは循環器的異常がなくても両下腿，あるいは両手指の浮腫がみられることがある。時にソーセージ指と表現されるような，重要な徴候がみられることがある（図4）。

3. 触診，および，各種テスト

最近の若い医師はハイテクの時代の影響を受けて非常にメカニカルな環境に順応が速い。年配の医師からみると羨ましい状況がある。この脊椎関節炎に関してはハイテク技術とローテク技術の両者が求められる。ここではローテクについて述べてみたい。ローテクのもっとも大切な問診については先に述べた通りであるが，それにともなって，触診技術を磨かねばならない。

脊椎関節炎の診断には高度の触診は必要ないが，圧痛を発する部位に関しては熟知しておかねばならないだろう。ヨーロッパ脊椎関節炎研究会（European Spondyloarthropathy Study Group：ESSG）のヨーロッパ分類基準（表1）からみれば，圧痛などは仙腸関節，あるいはアキレス腱程度でよいとみなしてしまう医師も多いと思うが，ManderのEnthesis Index（MEI）[16]の付着部炎部位を触診してみることが勧められる（後述　第Ⅶ章）。

前面では両側烏口突起を初めとして肩関節，胸鎖関節，胸骨周辺の胸肋関節，そして，大転子と股関節から骨盤帯，恥骨結合，膝蓋靱帯と内側と外側側副靱帯，足部では足関節，距骨下関節，後面では後頭部の後頭下筋付着部，棘突起は頸椎から腰椎まで，仙腸関節から坐骨結節，膝窩筋腱付着部，アキレス腱とその踵骨付着部など可能な限り触診して圧痛を探ることは必要と考える。圧痛が高度で，多数であればあるほど疾患活動性は高いと判断できる。腫脹があり圧痛が高度であることは腱・靱帯付着部炎が顕著であることにほかならない。

そのほか，改正ニューヨーク診断基準の脊椎の前屈テスト（ショーバーテスト）[6]（図5），側屈テスト，胸郭の広がりを診るChest expansion testも試みる。改正ニューヨーク診断基準（modified New York Criteria）ではこの3者のうち1つが陽性であればよいとされている（表2）。

表1 ヨーロッパ分類基準（日本語訳）

Ⅰ.	炎症性脊椎炎	脊椎炎あるいはその既往があり，以下のうち少なくとも4項目を満たすこと ①発症が45歳未満，②発症が潜行性，③運動による改善，④朝のこわばり，⑤3ヵ月以上の持続
Ⅱ.	滑膜炎	非対称性あるいは主に下肢を侵す関節炎
1.	家族歴	二親等以内の家族に以下のいずれかを認める ①強直性脊椎炎，②乾癬，③急性ぶどう膜炎，④反応性関節炎，⑤炎症性腸疾患
2.	乾癬	医師に診断された乾癬あるいはその既往
3.	炎症性腸疾患	X線／内視鏡にて確認されたCrohn病／潰瘍性大腸炎，あるいはその既往
4.	尿道炎，子宮頸管炎または急性の下痢	関節炎発症前1ヵ月以内に起きた非淋菌性の尿道炎／子宮頸管炎，下痢症状
5.	左右交互の殿部痛	左右の殿部に交互に出現する疼痛
6.	靱帯症	アキレス腱か足底腱膜の付着部位の自発痛または圧痛，あるいはその既往
7.	仙腸関節炎*	両側2度以上か片側3度以上のX線所見を呈するもの

ⅠあるいはⅡがあてはまり，1から7までのうち少なくとも1項目を満たす場合に脊椎関節症に分類する。
＊：表2を参照

立石睦人：血清反応陰性脊椎関節症．Evidence Based Medicineを活かす膠原病・リウマチ診療―東京女子医科大学附属膠原病リウマチ痛風センター編―．p180．メジカルビュー社，2000．

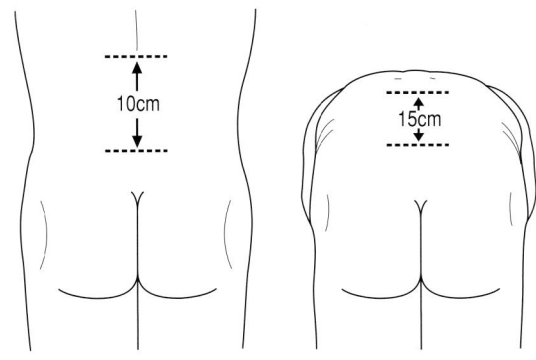

図5 ショーバーテスト
- 前屈測定検査。
- 腰椎棘突起上にヤコブ線から上方10cmに印をつける。
- 最大前屈してその長さを測定する。
- 伸びた距離が5cm未満を陽性とする。

Khan MA, The facts, 2002

表2　強直性脊椎炎の改正ニューヨーク診断基準（日本語訳）

Ⅰ．臨床症状
1. 腰背部の疼痛，こわばり
   （3ヵ月以上持続，運動により改善し，安静により和らがない）
2. 腰椎の可動域制限（前後屈および側屈）
3. 胸郭の拡張制限

Ⅱ．仙腸関節のX線所見
両側2度以上，または片側3度以上の仙腸関節炎所見
0度：正常
1度：疑い（骨縁の不鮮明化）
2度：軽度（小さな限局性の骨のびらん，硬化。関節裂隙は正常）
3度：明らかな変化
　　　（骨びらん・硬化の進展と関節裂隙の拡大，狭小化または部分的な強直）
4度：関節裂隙全体の強直

Ⅲ．診断基準
1. 確実例
   臨床症状の1, 2, 3のうち1項目以上＋X線所見
2. 疑い例
   a）臨床症状の3項目
   b）臨床症状なし＋X線所見

立石睦人：血清反応陰性脊椎関節症．Evidence Based Medicineを活かす膠原病・リウマチ診療―東京女子医科大学附属膠原病リウマチ痛風センター編―．p180．メジカルビュー社，2000．

E　脊椎関節炎の診断基準

　診断する上でとくに大切なことは脊椎関節炎を疑うことから始まる。診断をするにあたり，まずはMRI，CTなどの画像診断に頼らず，病歴聴取，理学所見，単純X線写真，通常の検査所見から方向を見極める。初期症例では画像検査によるわかりやすい所見がないので，病歴聴取，あるいは，理学所見の取り方に習熟しないと診断にたどり着けない。

　また，未分化型脊椎関節炎の症例が相当数存在し，X線所見などでも判断しにくいことがあげられる。とくに，線維筋痛症の診断が容易であるため，脊椎関節炎に至らないうちに診断の追求が終わってしまうことも一因であろう。実際，脊椎関節炎を診断する際にもっとも有名な竹様脊椎（bamboo spine）の所見がX線でみつかれば容易であるが，この竹様脊椎がみつかることは極めて少ない。また，この竹様脊椎は病気が完成された状態であるので，このX線像を追い求めても診断の糸口にはならない。関節リウマチにたとえれば，ムチランス型を示しているような状態である。仙腸関節の顕著な所見があれば強直性脊

椎炎と診断できる状況がもっと臨床に浸透しなければならないと考える。筆者自身が経験した症例の中で，完成された竹様脊椎の典型例は過去に数例のみである。典型症例のX線のみが強直性脊椎炎と診断され，それ以外の症例が診断保留であっては医療者としての責任が果たせなくなってしまう。最近では通常のX線像において仙腸関節炎が出現する以前に，MRIなどを用いて診断する必要があるという考え方が専門医の間で広がってきており，診断基準の再検討が必要という意見もある[17]。

診断のGold standardはないともいわれているものの[18]，現状では次の3者のいずれかを参考に診断される。Amorの診断基準[19]（表3）は日本人にもよく適合するといわれ利用されている。改正ニューヨーク診断基準（表2）[20]そしてヨーロッパ分類基準（表1）[14]の日本語訳[21]を表に示した。これらを熟読すると診断基準の運用にはさまざまな工夫が施されていることがわかる。いずれを使用してもおおむね診断は可能である。この中でヨーロッパ分類基準は大まかではあるが症例を他の疾患から識別することができる。とくに未分化型脊椎関節炎も診断できるように考えられている。大まかに脊椎関節炎と分類したあ

表3　Amorの診断基準（日本語訳）

	点数
I．臨床症状あるいは既往歴	
1．腰背部の夜間痛あるいは朝のこわばり	1
2．非対称性の少数関節炎	2
3．殿部痛　片側	1
左右交互	2
4．ソーセージ様の趾または指	2
5．踵部痛あるいは他の付着部痛	2
6．虹彩炎	2
7．非淋菌性尿道炎または子宮頸管炎（発症前1ヵ月以内）	1
8．急性の下痢（発症前1ヵ月以内）	1
9．乾癬，亀頭炎，炎症性腸疾患	2
II．X線像	
10．仙腸関節変化＊（両側2度以上か片側3度以上）	2
III．遺伝	
11．HLA-B27陽性あるいは強直性脊椎炎の家族歴	2
IV．治療反応性	
12．非ステロイド性抗炎症薬摂取後48時間以内の症状改善	2

12項目の合計点が6点以上であれば脊椎関節炎と診断する。
＊：表2を参照

立石睦人：血清反応陰性脊椎関節症．Evidence Based Medicineを活かす膠原病・リウマチ診療—東京女子医科大学附属膠原病リウマチ痛風センター編—．p180．メジカルビュー社，2000．

と，血液検査あるいは画像診断などの精査をしてゆくことが大切である。

　Amorの診断基準，あるいはヨーロッパ分類基準は使用しやすく，簡便であるので，診察机の近くに置いて，頻繁に使用できるようにしておくか，コピーしてすぐに書き込めるようにしておくと便利である。このような疾患が非常にまれであるというスタンスをとっている限りは患者を診断することは難しい。よく臨床の場で見受けられる状況に「関節リウマチの疑い」と診断されたまま，何ヵ月も疑いままの症例に対して，積極的にこの診断基準を活用したら如何であろうか？　脊椎関節炎の診断が下ることは少なくはないと期待したい。

　MRI，CT，エコーについては別項を参照していただきたい。

F　臨床検査

　通常，関節リウマチなどで炎症がみられる場合は赤沈が亢進し，CRPが異常高値を示すことが当然と考えられている。また，脊椎関節炎でもこれらが異常値を示すことが当然と考えている医療関係者も多い。しかし，1990年代には疾患活動性の指標としては極めて不十分であるという報告が相次いでなされ[22,23]，現在は病勢の評価には使われることが少ない。

　また，一般にはリウマトイド因子が陰性と考えられているが，陽性である症例も当院の調査で1割程度にみられた。乾癬のあるなしでは陽性の頻度が異なるとはいわれているが，乾癬性関節炎では13％が陽性であったという報告もある[24]。

　近年，注目を浴びている抗CCP抗体については，関節リウマチで特異性が高いといわれている。しかし，最近の調査では乾癬性関節炎でも7％に陽性例があったと報告されている[25]。

　また，脊椎関節炎患者で一時的にCPKが上昇することがあり，筋炎などが疑われる症例にも遭遇することがある。CPKについて患者群とコントロール群を比較したところ，有意に低値を示したと報告されている[26]。短期的にCPKが上昇することは，炎症により骨格筋の蛋白分解が起こることが原因と考えられている。

　一方，MMP-3は関節の滑膜で産生され，軟骨を破壊する酵素として注目を浴びており，関節リウマチの患者でも異常に高い値が出る。脊椎関節炎患者の場合，病状によって異常高値を示すことがあり，治療の効果判定にも使うこと

ができる[27]。とくに赤沈，BASDAI（Bath Ankylosing Spondylitis Disease Activity Index）との相関が認められている[28]。

病状が線維筋痛症と酷似していると考えられる場合があるが，線維筋痛症では赤沈あるいはCRPが上昇することはなく，MMP-3の上昇もない。これらが異常値を示す場合は線維筋痛症の単独発症ではなく，脊椎関節炎が合併していることを考える必要がある。

強直性脊椎炎，あるいは脊椎関節炎を述べる場合，HLA抗原の問題が常に関わってくる。強直性脊椎炎に認められるといわれていたHLA-B27は専門医の間ではよく知られている。

欧米ではMajor Histocompatibility complex（MHC）のclassにおいてはHLA-B27の強直性脊椎炎に占める頻度は非常に高い。強直性脊椎炎では90％以上，反応性関節炎では70％，乾癬性関節炎では60～70％といわれている[29]。

しかし，日本では状況が異なってくる。筆者が現在の施設を受診した253例の脊椎関節炎症例のHLA-B抗原を測定したところ，HLA-B27陽性の患者は1例のみであった。その他のHLA-B抗原をTanakaら[30]の調査結果と比べてみると，HLA-B7の頻度が11.5％，B27は0.4％，B35は13.8％，B39は10.7％，B44は13.0％，B51は15.0％，B52は24.5％，B61は23.7％，B62は14.2％であり，B-27以外はコントロール群に比して有意に高頻度であり，とくにB39，B51，B52，B61，B62は0.5％以下の危険率で有意に高かった（**表4**）[31]。

表4　HLA-B抗原の出現頻度の比較

HLA-B	頻度	健常者頻度	危険率
B7	11.5%	5.2%	p＜5%
B27	0.4%	0.3%	NS
B35	13.8%	8.6%	p＜5%
B39	10.7%	4.4%	p＜0.5%
B44	13.0%	7.9%	p＜5%
B51	15.0%	8%	p＜0.5%
B52	24.5%	13.9%	p＜0.05%
B61	23.7%	14.6%	p＜0.5%
B62	14.2%	7.2%	p＜0.05%

NS：有意差なし
頻度：篠ノ井総合病院253例中の頻度
健常者頻度：Tanaka H, et al.：Clin. Transpl；139-144, 1996.

同一地域におけるコントロール群との比較ではないため統計処理の結果に関しては，割り引いて判断しなければならないが，脊椎関節炎の場合HLA-B27が高頻度に出現するという既成概念は避けた方が賢明である。一方，HLA-B27陽性の日本人の場合には強直性脊椎炎が欧米の陽性者以上に発病のリスクが高いといわれている。

文　献

1) Wigley RD, Zhang N, Zeng Q, et al.：Rheumatic diseases in China：ILAR-China study comparing the prevalence of rheumatic symptoms in northern and southern rural populations. J Rheumatol 21：1484-1490, 1994.
2) 福田眞輔，三浪三千男，斉藤輝信，他：血清反応陰性脊椎関節炎の日本AS研究会第2回アンケート調査報告．日関外誌 4：167-176, 1999.
3) Brandt J, Bollow M, Häberle J, et al.：Studying patients with inflammatory back pain and arthritis of the lower limbs clinically and by magnetic resonance imaging：many, but not all patients with sacroiliitis have spondyloarthropathy. Rheumatology (Oxford) 38：831-836, 1999.
4) Kim T, Lee H, Ji J, et al.：Undifferentiated spondyloarthropathy in Korea：focusing on peripheral arthritis- J Korean Med Sci 17：71-74, 2002.
5) Fitzcharles MA, Esdaile JM：The overdiagnosis of fibromyalgia syndrome. Am J Med 103：44-50, 1997.
6) Khan MA：Ankylosing spondylitis. Oxford University Press. p13-17, 2002.
7) Aloush V, Ablin JN, Reitblat T, et al.：Fibromyalgia in women with ankylosing spondylitis. Rheumatol Int 27：865-868, 2007.
8) 行岡正雄：Fibromyalgia (2002) その診断と治療．リウマチ病セミナーXIV　p49-58 2003.
9) Boyer GS, Templin DW, Cornoni-Huntley JC, et al.：Prevalence of spondyloarthropathies in Alaskan Eskimos. J Rheumatol 21：2292-2297, 1994.
10) Braun J, Bollow M, Remlinger G, et al.：Prevalence of spondylarthropathies in HLA-B27 positive and negative blood donors. Arthritis Rheum 41：58-67, 1998.
11) Zeidler H, Brandt J, Schnarr S：Undifferentiated spondyloarthritis. Ankylosing spondylitis and the spondyloarthropathies. Mosby Elsevier. 2006.
12) Boyer GS, Templin DW, Bowler A, et al.：Spondyloarthropathy in the community：differences in severity and disease expression in Alaskan Eskimo men and women. J Rheumatol 27：170-176, 2000.
13) Gonzáles S, Martinez-Borra J, López-Larrea C：Immunogenetics, HLA-B27 and spondyloarthropathies. Curr Opin Rheumatol 11：257-264, 1999.
14) Khan MA, van der Linden SM：A wider spectrum of spondyloarthropathies. Semin Arthritis Rheum 20：107-113, 1990.

15) van Tubergen A, Coenen J, Landewé R, et al.： Assessment of fatigue in patients with ankylosing spondylitis ： a psychometric analysis. Arthritis Rheum 47 ： 8-16, 2002.
16) Mander M, Simpson JM, McLellan A, et al.： Studies with an enthesis index as a method of clinical assessment in ankylosing spondylitis. Ann Rheum Dis 46 ： 197-202, 1987.
17) Rudwaleit M, Khan MA, Sieper J ： The challenge of diagnosis and classification in early ankylosing spondylitis. Arthritis Rheum 52 ： 1000-1008, 2005.
18) Elyan M, Khan MA ： Diagnosing ankylosing spondylitis. J Rheumatol Suppl 78 ： 12-23, 2006.
19) Amor B, Dougados M, Mijiyawa M ： Criteria of the classification of spondylarthropathies. Rev Rhum Mal Osteoartic 57 ： 85-89, 1990.
20) Goie The HS, Steven MM, van der Linden SM, et al.： Evaluation of diagnostic criteria for ankylosing spondylitis ： a comparison of the Rome, New York and modified New York criteria in patients with a positive clinical history screening test for ankylosing spondylitis. Br J Rheumatol 24 ： 242-249, 1985.
21) 立石睦人：血清反応陰性脊椎関節症　EBMを活かす膠原病．リウマチ診療　179-187，メジカルビュー社，2000.
22) Spoorenberg A, van der Heijde D, de Klerk E, et al.： Relative value of erythrocyte sedimentation rate and C-reactive protein in assessment of disease activity in ankylosing spondylitis. J Rheumatol 26 ： 980-984, 1999.
23) Ruof J, Stucki G ： Validity aspect of erythrocyte sedimentation rate and C-reactive protein in ankylosing spondylitis. a literature review. J Rheumatol 26 ： 966-970, 1999.
24) Harrison BJ, Silman AJ, Barrett EM, et al.： Presence of psoriasis does not influence the presentation or short-term outcome of patients with early inflammatory polyarthritis. J Rheumatol 24 ： 1744-1749, 1997.
25) Alenius GM, Berglin E, Rantapaa DS ： Antibodies against cyclic citrullinated peptide (CCP) in psoriatic patients with or without joint inflammation. Ann Rheum Dis 65 ： 398-400, 2006.
26) Giltay EJ, van Schaardenburg D, Gooren LJ, et al.： Decreased serum biochemical markers of muscle origin in patients with ankylosing spondylitis. Ann Rheum Dis 58 ： 541-545, 1999.
27) Kim T, Inman RD ： Biomarkers in spondylarthritis ： a peripheral vision. Arthritis Rheum 54 ： 1733-1735, 2006.
28) Yang C, Gu J, Rihl M, et al.： Serum levels of Matrix Metalloproteinase 3 and macrophage Colony-stimulating factor 1 correlate with disease activity in ankylosing spondylitis. Arthrtis Rheum 51 ： 691-699, 2004.
29) Reveille JD, Ball EJ, Khan MA, et al.： HLA-B 27 and genetic predisposing factors in spondyloarthropathies, Curr Opin Rheumatol 13 ： 265-272, 2001.
30) Tanaka H, Akaza T, Juli T ： Report of the Japanes Central Bone Marrow Data Center. Clin Transpl 139-144, 1996.
31) 浦野房三：脊椎関節炎と線維筋痛症―広範囲疼痛疾患の診断と治療の実際．日本医事新報　4358 ： 57-60, 2007.

第 III 章

代表的な強直性脊椎炎,未分化型脊椎関節炎

脊椎関節炎の中にはどのようなものがあるのだろうか？　乾癬性関節炎，掌蹠膿疱症性骨関節炎，腸炎性関節炎，ライター症候群，ブドウ膜炎由来の関節炎，反応性関節炎などはリウマチ性疾患を専門にしている医療関係者にとっては珍しいものではない。数年前，ある女優が掌蹠膿疱症性骨関節炎で苦労されたと報道されていたが，彼女のように皮膚病などがあると気づかれる機会が増えてくる。実際には皮膚病や腸疾患など先行する疾患がない患者が多い。とくに仙腸関節炎が顕著でない場合は未分化型脊椎関節炎という。従来，分類不能脊椎関節炎と呼ばれてきた病態である。本書ではこの未分化型脊椎関節炎の項に症例を数例提示した。図6には脊椎関節炎の分類を示した。

筆者は線維筋痛症のサイトを1999年に公開した。その後，線維筋痛症を心配して当科を受診された患者は2008年4月現在，長野県以外から300名以上，県内受診者を合計すると1,000名を超えた。遠方から受診された患者の場合，線維筋痛症単独というよりは，脊椎関節炎が原疾患である患者が多い。

A　強直性脊椎炎

脊椎関節炎のプロトタイプというべき型であり，従来からも有名な疾患である。X線では典型的な竹様脊椎（bamboo spine）をきたす。竹様脊椎の変形が

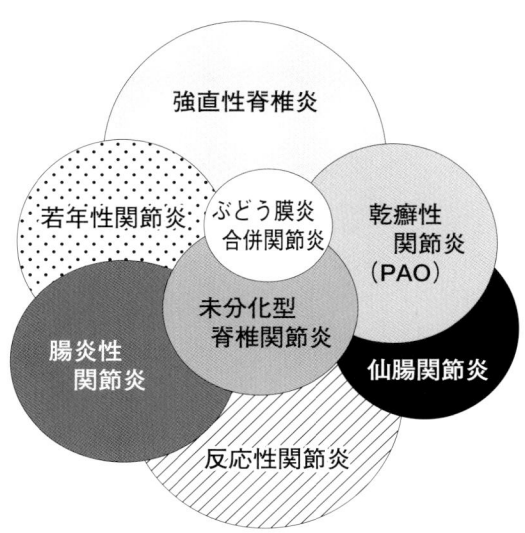

図6　脊椎関節炎の分類
Elyan M, Khan MA, J Rheumatol 2006 より引用
PAO：掌蹠膿疱症性骨関節炎

この疾患の典型像というわけではなく，顕著な仙腸関節炎をX線で確認できた段階で強直性脊椎炎という。症状は他の脊椎関節炎と同様に背部痛，腰痛，項部痛など体軸痛が主であるが，四肢の関節炎をきたすこともある。脊椎症状が高度なものを軸性関節炎型，四肢の関節炎が顕著な場合を末梢関節炎型，そして，両者が混在している混在型の3者に分類することもある。

診断には改正ニューヨーク診断基準にあるようにショーバーテスト，あるいはChest expansion test，側屈テストを行う。このうち1つが陽性であればよい。その上，X線所見で仙腸関節炎が両側2度，あるいは片側3度以上であれば診断できる（表2，16頁を参照）。

経時的に症状を聴取すると初診時以前，青年時の頃から項部，背部の凝り感があった，あるいは殿部痛があったという症例は多い。激烈な疼痛ではなく，「殿部痛が出たり引っ込んだり」という表現があたる。

一般にX線所見では脊椎のsyndesmophyte（靱帯棘）よりも仙腸関節炎がより早い時期に気づかれる。しかし，炎症の各グレードの差違を判定するに迷うこともあり，仙腸関節の読影はある程度の熟練を必要とする。報告によれば炎症性背部痛の段階からX線所見で顕著な仙腸関節炎が出現するまでの期間は5年で36％といわれている[1]（図7）。X線で仙腸関節炎の程度が疑わしい場合はCTスキャンによって仙腸関節炎を評価することも有益である。また，従来から硬化性腸骨炎との違いが問題になるが，硬化性腸骨炎は妊娠との関連が指摘されており，妊娠時でなければまず大きくこだわる必要はないが，確実性を増すためにはCTスキャンにより仙骨側の病変を確認する。

診察では，脊椎や仙腸関節の圧痛が高度であることが多い。ただ，教科書に出ているポンプハンドルテストなどは高度の炎症以外では陽性にでることは少ない。筆者がよく使うのはエリクセンテストである。この方法は両側の腸骨翼を殿部の中心方向へ圧迫を加える手技であり，炎症があると患者は疼痛を訴える。

一方，四肢の関節にも炎症所見がみられることがあり，とくに下肢に優位の関節炎といわれている（図8）。手指にも炎症が出現し，全体の腫脹がいちじるしい症例もある（図9）。

1. 強直性脊椎炎の評価方法

関節リウマチと脊椎関節炎はリウマチ病の中では代表的な疾患である。関節

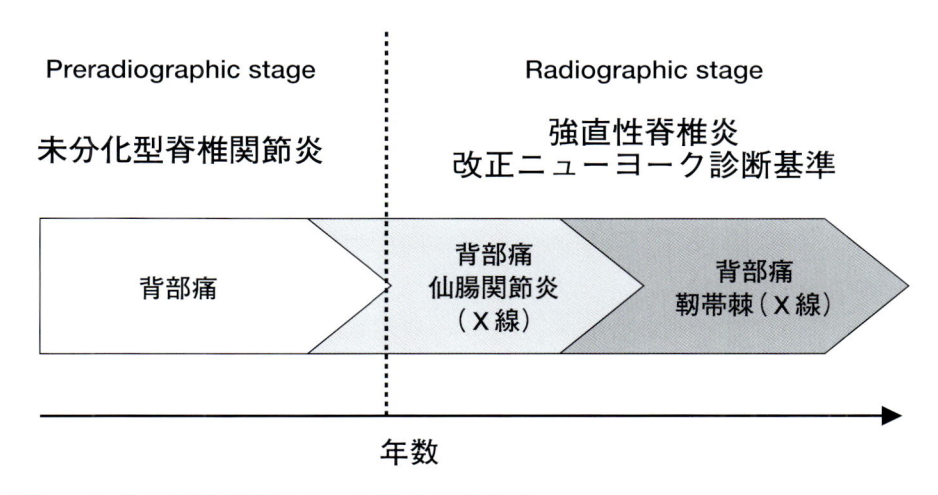

図7 未分化型脊椎関節炎から強直性脊椎炎
Rudwaleit M, Khan MA, Sieper J, Arthritis Rheum 2005 より引用

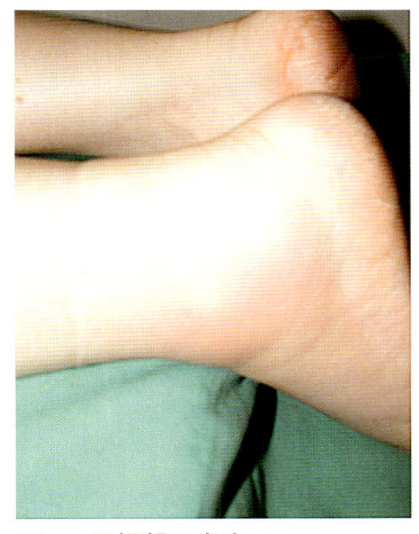

図8 足根部の炎症
- 下肢の関節炎の中でも足関節は比較的多い。
- 左足関節外果からアキレス腱周囲にかけて腫脹と発赤が認められる。

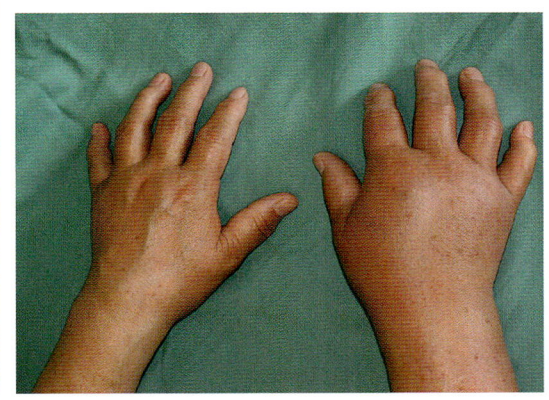

図9 手部の腫脹
両手指に腫脹がみられ，とくに右側は手関節から手指にかけて，全体にいちじるしい浮腫をきたしている。

リウマチでは赤沈，あるいはCRPが疾患活動性を相当に表しているので，病状を評価することが比較的容易であるが，脊椎関節炎では検査数値で病状を汲み取ることが非常に難しい。そこで検討され実用化されているものは，

① The Bath Ankylosing Spondylitis Disease Activity Index（BASDAI）[2]
② The Bath Ankylosing Spondylitis Functional Index（BASFI）[3,4]
③ The Bath Ankylosing Spondylitis Metrology Index（BASMI）[5]
④ Ankylosing Spondylitis Assessment（ASAS）[6]

である。BASDAIは主に疾患活動性を評価し，BASFIは日常生活動作，BASMIは機能的な評価である。ASASはBASDAI，BASFI，に患者の疼痛VAS（Visual analogue scale）と全体評価のVASを加えてより多面的に評価している。日本語訳を**表5〜表8**に示した。それぞれの解説については行岡の論文に詳述されている[7]。

2. 疾患活動性の評価について

BASDAIにおける評価は，評価前1週間の5主徴，6項目についてVASを用いて自己評価をさせる。BASDAIの質問表と計算方法を**表5**に示した。ManderによればBASDAIは付着部炎の評価方法であるEnthesis Index（Mander Enthesis Index：MEI，127頁参照）ともよい相関を認めていた。BASDAIは強直性脊椎炎を中心とした脊椎関節炎の疾患活動性の評価として，現在，もっとも信頼され，汎用されている。また，MEI[8]に類似の方法としてMASES（Maastricht

---

【コラム】

VAS

VAS（Visual Analogue Scale：ビジュアル アナログ スケール，視覚的アナログスケール）は疼痛に関する自己評価法である。よく使われるのは10cmVASであり，横軸に一番左が0cm，一番右が10cmの一本の直線をひいた図を用意する。全く痛みがない状態を0cm，想像上の極限の疼痛を10cmとする。患者は0に近いか，10に近いかを判断し，印をつける。全く方法が分からないという患者には我慢できる状態を5cm程度とするように伝えると比較的スムーズに印をつけることができる。初回は上記のように印をつけ，再診時はその状態から改善しているか，悪化しているかについて，印をつけてゆく。患者の症状が改善しているかどうかの評価ができる。

これに類似してNRS（Numerical Rating Scale：数値的評価スケール）という方法がある。VASのレベルを患者が数字で表現する。患者は0から10までの数字を評価者に伝える。入院患者などで，一日の時間的推移を知りたい場合はNPSが使いやすい。

VASあるいはNPSは疼痛の絶対的数値ではなく，治療による変化をみることに利用される。

表5 BASDAI評価の質問表

(1) この1週間の疲労感の程度はどの程度でしたか？
　　全くない ────────────────────── 非常に強い

(2) この1週間の首の痛み、腰や背中の痛み、股関節の痛みはどの位でしたか？
　　全くない ────────────────────── 非常に強い

(3) この1週間の首,腰,背中,股関節以外の関節の痛みや腫れはどの程度でしたか？
　　全くない ────────────────────── 非常に強い

(4) この1週間で、触ったり、押したりして不快な感じの場所がありましたか？
　　その不快感の程度を示してください。
　　　全くない ────────────────────── 非常に強い

(5) この1週間、起床時から身体のこわばり感（指、四肢、腰背部などどこでも）
　　がありましたか？
　　全くない ────────────────────── 非常に強い

(6) この1週間、朝のこわばり感は起床後どれくらい続きましたか？
　　├──────┼──────┼──────┼──────┼──────┤
　　0分　　　　30分　　　　1時間　　　1時間半　　2時間以上

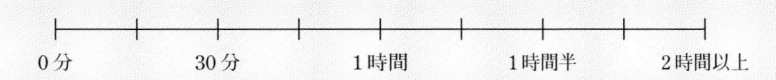

BASDAIの項目には(1)から(6)までの質問項目がある。上記の直線は10cmVASを記せるように作成されており、患者のチェックした点を測ると各項目のVASの点数が出る。次のように足し算をして合計点を得る。
A = (1) + (2) + (3) + (4) + (5) × 0.5 + (6) × 0.5
この合計点数Aに0.2をかけるとBASDAIの点数が得られる。

Garett S, et al.：J Rheumatol 21：2286, 1994 より引用

Ankylosing Spondylitis Enthesitis Score)[9]がある。MEIとMASESとの相関係数は0.9と高度の相関を認めている。MASESの触診部位は13ヵ所であり，MEIは60数ヵ所と多い。いずれにせよ，付着部の圧痛は患者の病勢を直に知る上でも通常の診察の中で行うことを勧めたい。

身体活動性評価にはBASFIが使われる。靴下をはく，書字，歩行などADL動作に関する10項目があり，VASで記載させる。また，脊椎などの可動性評価にはBASMIが使われる。脊椎のこわばりをきたす患者が多いため，項目のすべてが計測項目である。なかでも有名なものがショーバーテストである。5項目のそれぞれにスコアがあり合計点を算定する。

ショーバーテストは矢状面の脊椎の可動性を評価するものである。簡単な手

表6　BASFI評価の質問表

1）靴下やタイツを自力で（介助や補助具なしで）はくことは可能ですか？
　　簡単＿＿＿＿＿＿＿＿＿＿＿＿＿＿＿＿＿＿＿＿＿＿＿＿＿＿＿＿＿＿＿＿全くできない

2）床に落ちたペンを自力で（補助具なしで）腰をまげてひろうことは可能ですか？
　　簡単＿＿＿＿＿＿＿＿＿＿＿＿＿＿＿＿＿＿＿＿＿＿＿＿＿＿＿＿＿＿＿＿全くできない

3）高い棚に補助なしで（自力で）手を伸ばすことができますか？
　　簡単＿＿＿＿＿＿＿＿＿＿＿＿＿＿＿＿＿＿＿＿＿＿＿＿＿＿＿＿＿＿＿＿全くできない

4）自分の手で支えたり，介助なしで肘掛けのない椅子から立ち上がれますか？
　　簡単＿＿＿＿＿＿＿＿＿＿＿＿＿＿＿＿＿＿＿＿＿＿＿＿＿＿＿＿＿＿＿＿全くできない

5）介助なしで，床にあおむけの状態から起き上がれますか？
　　簡単＿＿＿＿＿＿＿＿＿＿＿＿＿＿＿＿＿＿＿＿＿＿＿＿＿＿＿＿＿＿＿＿全くできない

6）10分間補助なしで楽に立っていられますか？
　　簡単＿＿＿＿＿＿＿＿＿＿＿＿＿＿＿＿＿＿＿＿＿＿＿＿＿＿＿＿＿＿＿＿全くできない

7）階段を上る際に，手すりや杖なしで，交互に一歩ずつ，12から15段上れますか？
　　簡単＿＿＿＿＿＿＿＿＿＿＿＿＿＿＿＿＿＿＿＿＿＿＿＿＿＿＿＿＿＿＿＿全くできない

8）体をねじらないで肩から後ろを見られますか？
　　簡単＿＿＿＿＿＿＿＿＿＿＿＿＿＿＿＿＿＿＿＿＿＿＿＿＿＿＿＿＿＿＿＿全くできない

9）治療の体操とか，庭いじり，スポーツができますか？
　　簡単＿＿＿＿＿＿＿＿＿＿＿＿＿＿＿＿＿＿＿＿＿＿＿＿＿＿＿＿＿＿＿＿全くできない

10）家庭でも職場でも終日動いていられますか？　あるいは働けますか？
　　簡単＿＿＿＿＿＿＿＿＿＿＿＿＿＿＿＿＿＿＿＿＿＿＿＿＿＿＿＿＿＿＿＿全くできない

上記の直線は10cmVASを記せるように作成されており，患者の答えから各項目のVASの点数が出る。その平均値（0〜10）をBASFIとする。

Calin A, et al.：J Rheumatol 21：2281, 1994 より引用

技なので行ってみるとよい。腰椎棘突起にJacob線から上方に10cm間の印をつけ，最大前屈させる。その時伸びた間隔が5cm以下であれば陽性である。症状が進むと1cm以下という極端に低下している症例にも遭遇することがある（図5）。当院で3ヵ月の期間を区切って調査した症例の分布図（図10）を示す。一方，前額面の可動性をみる方法もある。腋窩中心線に20cmの間隔の印をつけ，最大側屈させる。また，胸郭の広がりを調べることも参考になる。呼吸に

表7 BASMIの評価法

	スコア 0	スコア 1	スコア 2
1. 耳珠と壁の距離	15cm未満	15～30cm	30cm超
2. 腰椎前屈	4cm超	2～4cm	2cm未満
3. 頸椎回旋	70°超	20°～70°	20°未満
4. 腰椎側屈	10cm超	5～10cm	5cm未満
5. 果間距離	100cm超	70～100cm	70cm未満

それぞれ計測値である。スコアの0は軽度の罹患，1は中等度罹患，2は高度罹患と判断する。頸椎回旋と腰椎側屈は左右の平均値をとる。1から5までの合計点数は0点から10点の間である。

Jenkinson et al.：J Rheumatol 21：1694, 1994 より引用

表8 Ankylosing Spondylitis Assessment（ASAS）の評価法

1）患者自身の全般的評価（VASを使用，0～100）
2）疼痛評価（VASを使用，0～100）
3）機能評価（BASFIを使用，0～100）
4）炎症の評価（BASDAIを使用，0～100）

疼痛評価にはBASDAIの6項目のうち，脊椎痛のVASを使用し，炎症の評価にはBASDAIの2項目，朝のこわばりの程度と持続時間の平均値を使用する[7]。

Anderson JJ, et al.：Arthritis Rheum 44：1876, 2001 より引用

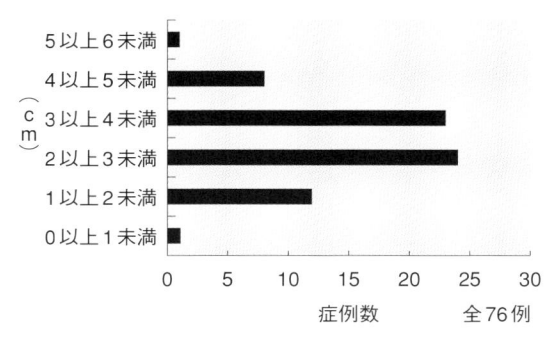

図10 ショーバーテストの分布

図11 胸椎靱帯棘
- 58歳　女性
- 胸椎の前方に典型的なsyndesmophyte（靱帯棘）がみられる。
- ショーバーテストは約2cmであった。

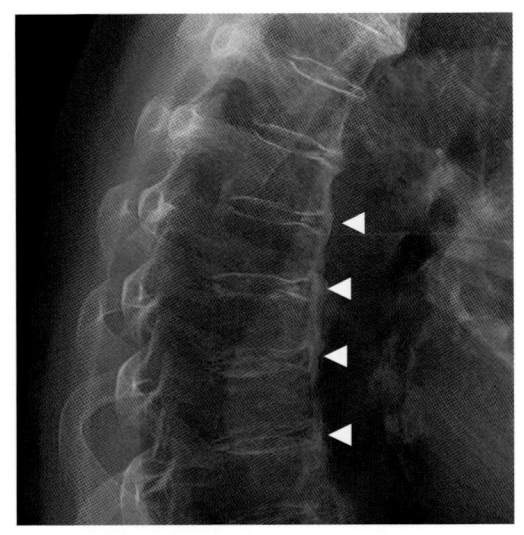

◁：syndesmophyte（靱帯棘）

より肋骨の広がりが制限されると最大吸気時と最大呼気時で差が縮まる。

B　未分化型脊椎関節炎

1. 頻度

　未分化型脊椎関節炎は英語のundifferentiated spondylarthritis（USpA）を直訳したものである。従来，脊椎関節炎のこの病型は分類不能脊椎関節炎といわれており，他の病型に比べて重要度が低いような印象を持たれ，我が国では十分な医学的研究および，医療に力が入れられていなかった。我が国における調査では未分化型脊椎関節炎が非常に低い頻度として報告されている。この病態が医療関係者に認識されていないことも重要な要因の1つではないかと述べられている[10]。

　筆者が行った3ヵ月間の期間限定の新患調査では，脊椎関節炎（63例）の中で強直性脊椎炎が42.9％，未分化型脊椎関節炎が49.2％であった。これはBrandtらの報告[11]と比べても有意差がなく，我が国でも近い比率でみられるものと考えている（図12）。

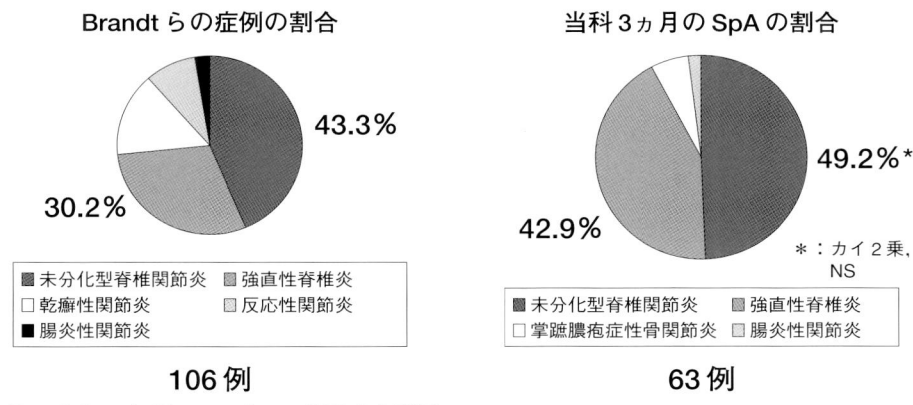

Brandt らの症例の割合

43.3%
30.2%
■未分化型脊椎関節炎　■強直性脊椎炎
□乾癬性関節炎　　　□反応性関節炎
■腸炎性関節炎

106例

当科3ヵ月のSpAの割合

49.2%*
42.9%

*：カイ2乗，NS

■未分化型脊椎関節炎　■強直性脊椎炎
□掌蹠膿疱症性骨関節炎　□腸炎性関節炎

63例

Brandt J. et al. Rheumatology 1999 より引用

図12　Brandtらの報告例と当科の病型別患者分布の比較

　乾癬性関節炎，腸炎合併関節炎，反応性関節炎，ぶどう膜炎由来の関節炎，強直性脊椎炎などに分類できない場合，未分化型脊椎関節炎と呼ばれる。通常，脊椎関節炎は45歳くらいまでに発病するといわれているが，45歳を過ぎて発病することもある[12]。また，Huerta-Silらによれば未分化型脊椎関節炎は平均3.3年で42％が強直性脊椎炎に進行するという報告をしている[13]。

　改正ニューヨーク診断基準では強直性脊椎炎と診断するには，X線所見で両側仙腸関節炎が2度以上，あるいは片側の仙腸関節炎が3度以上と定められている。その基準に満たないものは未分化型脊椎関節炎である。このほかには大きな差違はなく，患者の訴える臨床症状はとくに病状の進行した場合以外はほとんど同様である。ただ，個々の患者をみると症状は多彩なので，疼痛部位により，別の疾患とみなされる状況が多い。

　症状は項部痛，腰背部痛，骨盤帯を主とした殿部痛，また，胸鎖部を中心とした前胸部痛が軸性の付着部炎あるいは関節炎，および，四肢の末梢関節炎である。

　患者個人をそれぞれ観察すると，軸性の関節炎が中心とみなされる症例，あるいは末梢関節炎が中心である症例がある。もちろん，軸性と末梢性関節炎が混在した症例も存在する。

　未分化型脊椎関節炎であっても仙腸関節の異常が顕著ではないというだけであり，MRIなどにより肩関節，足部，脊椎などの付着部炎が確認される症例は多い。

　日本では強直性脊椎炎という病名を知らない医師はほとんどいないといって

よいが，未分化型脊椎関節炎を意識していない医療関係者は非常に多い。欧米の専門書にはこの問題について多くのページが割かれている[14]。脊椎関節炎106例中43.3％が未分化型脊椎関節炎，そして30％が強直性脊椎炎であったと報告されている[11]。

日本では強直性脊椎炎あるいは脊椎関節炎と診断することをためらう医療界の雰囲気があるのではないだろうか？　この控えめな習慣が長い間に消極的な方向に向き，この病名が浸透しない状況があると思う。

人種的な違いはあるかもしれないが，医師の多くがこの病態をよく理解していないので診断されることが少ないようだという記述が米国の教科書にある[14]。未分化型脊椎関節炎の頻度を非常に少なく報告している国の医療関係者の注意を喚起しているようにも読める。私見ではあるが我が国でももっとこの病態を専門医のみならず，医療関係者は認識すべきであると考える。

2. 臨床像

四肢の末梢関節炎を主としたタイプと，脊椎，仙腸関節，胸鎖部を中心とした軸部におこるタイプの2種類がある。Rudwaleitらは初期の脊椎関節炎に関する311名の患者調査を報告している。未分化型脊椎関節炎（121例）と強直性脊椎炎（190例）の2群において，初期症状として炎症性背部痛を経験しているのは未分化型脊椎関節炎では79.3％，強直性脊椎炎では91.6％であった。初期の段階で末梢関節炎は未分化型脊椎関節炎の38.8％にみられ，強直性脊椎炎では32.1％であった。そのほか，踵部の付着部炎は未分化型脊椎関節炎で44.6％，強直性脊椎炎で32.1％，そして，指炎は未分化型脊椎関節炎で7.4％，強直性脊椎炎で5.8％であった[15]。

背部痛が初発となる症例はいずれの型であっても多い初発症状である。背部痛があってもX線所見で異常がみられないことがあり，この疾患を疑わない場合は診断が保留となる。その他，末梢関節炎では足関節，膝関節，肩関節，肘関節，手関節に少数関節炎をきたす場合がある。対称性ではないことが特徴的である。また，少数例ではあるが指炎から初発する場合もあることに注意しなければならない。指の炎症では屈筋腱鞘炎のため，全部の指が屈曲拘縮をきたしている例にも遭遇することがある。未分化型脊椎関節炎では指炎，末梢関節炎がみられるが，長期的には多発性付着部炎のみが特徴的な所見である。

未分化型脊椎関節炎については韓国[16]あるいは台湾[17]などアジア諸国でも

徐々に注目度が増している。台湾の報告では42例のヨーロッパ分類基準に合致した未分化型脊椎関節炎を調査したところ，30.95％にぶどう膜炎がみられ，64.29％にHLA-B27の陽性者がみられたと報告されている。我々の症例ではぶどう膜炎は少なかった。

3. 女性の頻度

通常，脊椎関節炎は男性の罹患率が高いといわれている。一昔前は女性の10倍近い罹患率といわれていたこともある。統計が進むに従い，女性の比率が増加している，統計によっては女性の方が若干多いという報告もある[18]。

欧米の研究者も公式には男性が2倍程度と述べているが，実際には女性患者数の把握は専門医を受診する患者数だけでは不可能なので，今後，女性患者に対する大規模調査が待たれるところである。当院の調査では女性患者の比率は高い。

4. 小児の発症

小児の場合，若年性関節リウマチとの差違が問題となる症例が多いと考えられる。検査所見で炎症のパラメーターである赤沈，CRPが高度異常値である場合は，若年性リウマチが問題となる。しかし，炎症パラメーターがまったく正常域である場合はどうであろうか？

この場合も念入りに多発性付着部炎を確認することが大切である。仙腸関節の画像は関節の不鮮明化のみがみられ，典型的な硬化像あるいはびらんがみられないことが多い。この場合も，直接に付着部の診察を行うことが非常に大きな威力を発揮する。

5. 画像所見

仙腸関節のX線所見ではグレードが低く，一方，syndesmophyteもみられない場合，末梢関節のX線検査をすると時に関節炎の証拠をみつけることがある。足根関節のびらん，あるいは癒合などをみつけることができる。

また，MRIのSTIR法などで骨髄浮腫，あるいは，関節液の貯留，靱帯の浮腫などが確認できる症例も多い。超音波ではアキレス腱，膝蓋靭帯などの低エコーが描出されることがあるので，追求することが大切である。

6. 多発性付着部炎

　実際，筆者が2006年秋の3ヵ月間に新患76名を診察したところ，62名は脊椎関節炎と診断できた。そのうち49.2％が未分化型脊椎関節炎，42.9％が強直性脊椎炎であった。違いは仙腸関節である。bamboo spineが出現するまで診断名をつけないという医師のスタンスが患者の安寧をもたらすはずがない。患者によっては数十年間診断がつかないで泣いている症例もあとを絶たない。また，bamboo spineはおろか，仙腸関節に顕著な変化がでるまで診断を保留にされていては，多発性付着部炎で身体障害者になっても十分な治療が受けられず，非常に悲惨な状態である。とくにこの状態は線維筋痛症とされていることが多く，薬物療法も十分には施されていない。Rezaianらは476例の未分化型脊椎関節炎のうち92％に末梢付着部炎を認めたと報告している[19]。これまでの状態に陥った悲惨な症例が全国から訪れているので数例紹介する。

症例呈示

　症例2と3は多発性付着部炎により身体障害者となった症例である。理学所見はショーバーテストも陽性，しかし，仙腸関節炎が顕著でなく，強直性脊椎炎の基準にも合致していなかった。

【症例2】35歳　男性
【主訴】広範囲疼痛
【既往歴，家族歴】特記すべきことはなかった。
【病状の経過】1990年頃から腰仙部痛および大腿痛が出現した。各種医療施設を受診したが多くの施設で診断保留とされていた。数ヵ月毎に激痛が出現した。2001年当科を初診した。
【初診時の所見】初診時には歩行はほとんど不能に近く，疼痛の少ないときにかろうじてヨチヨチ歩きが出来る程度であった。四肢，体幹に顕著な多発性付着部炎を認めた。
【現症】両足底腱膜付着部，両距骨下関節，両アキレス腱，両膝蓋靭帯，両胸肋関節，両胸鎖関節，両肩関節烏口突起，両股関節，両腸骨稜，両仙腸関節，頸椎，胸椎，腰椎の棘突起，仙腸関節など多数の付着部に顕著な圧痛を確認した。ショーバーテストは前屈3.9cm，胸郭拡張検査は2.7cmであった。その他，四肢の筋力低下が顕著であった。

【画像所見】CT スキャンでは腰椎椎間関節，および，仙腸関節の炎症性変化が認められた。MRI では腰椎から仙骨部に骨髄浮腫が認められ炎症性変化が考えられた。

【治療経過】ステロイド剤などの投与を行ったが，疼痛の改善が十分でなく，翌年よりレミケード®の投与を行い，効果のある時は室内歩行が可能であった。その後，効果減弱がみられた。

【障害の現況】歩行はまったく不能となり，上肢の ADL もいちじるしく制限されている。

　食事には常時自助具が必要である。介護用食器やスプーン，フォークを使っても難しい状況で，最近は手に固定して使う介護スプーン，フォークを使用する。書字は困難でパソコンのキーを打つのもかなり辛い状態である。排便，排尿については，コルセットを装着していないと洋式トイレの座位保持が不能である。排便排尿の後始末にはウオッシュレットを使用する。夜間はオムツを使用する。衣服の着脱については，ボタン類は使用できないため，下着はマジックテープに替え，上着はファスナーあるいはマジックテープを縫いつけたものを使う。下着の着脱には介助が必要である。起居は電動ベッドを使用し，入浴はリフトバスで全介助である。移動には電動車椅子を使用している。

　次の症例は幼少の頃発病したと考えられ，10代の半ばから身体障害者であった。

【症例3】32歳　女性
【既往歴，家族歴】特記すべきことなし
【経過】3～4歳ごろから四肢の疼痛が出現した。14歳ごろより両股関節痛が高度のため歩行が困難となり，両松葉杖を使用した。基幹病院を受診するも診断がつかなかった。2002年より電動車椅子を使用している。2003年9月当科を初診した。現在，四肢および体幹の疼痛が高度のため，日常生活動作では長時間の座位を保つことが出来ない，頻繁に角度を変えないと座位を保てないなどの制限があり，頸椎は姿勢保持に装具が必要である。
【最近の身体所見】両側足底の腱膜付着部，両側距骨下関節，両側アキレス腱，両側膝蓋靱帯，両肋骨，両胸鎖関節，仙腸関節，胸椎，腰椎の棘突起など多数の付着部の圧痛をみる。その他，両肩関節，両股関節の圧痛がいちじるしい。ショーバーテストは前屈1.1cm，側屈4.2cm，胸郭拡張検査は2.7cmであった。

その他，四肢の筋力低下は極めていちじるしい。

仙腸関節のX線所見およびCT所見では軽度の骨硬化像がみられる。また，HLAはA2，A24，B51，B52，DR4，DR15であった。

【治療と障害の現状】電動車椅子に乗車して，ようやく行動ができる状態である。通常の関節リウマチに準じた薬物療法を行ったが，効果はみられず，疼痛に有効な薬物が極めて少ない。生物学的製剤の投与を行ったが，効果は十分でなく中止した。四肢および体幹に広範囲の激痛が常に出現する。そのため，頸部から脊椎など体幹，および四肢の廃用性筋力低下がいちじるしい。脊椎および関節の局所所見は付着部炎を主とした圧痛が高度である。圧痛の触診をされた部位は場所によっては疼痛が長時間持続する（図13）。

一定の姿勢が保てない，あるいは臥床状況では疼痛が強いなどの症状がある。脊椎全般の問題があるので，頸椎から胸椎，腰椎，骨盤までの座位保持を行う必要がある。

脊椎関節炎が線維筋痛症に隠れていることは，最近，徐々に気づかれている。この疾患は従来，強直性脊椎炎が代表的な疾患とされていたものである。強直性脊椎炎はX線像で極めて典型的な像をしているというイメージでとらえられ

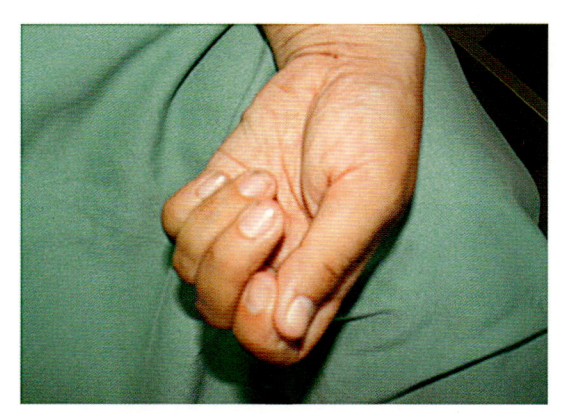

図13 手指の変形（症例3）
- 32歳　女性
- 全身の多発性付着部炎が顕著であり，電動車椅子を使用している。
- 手指は腱・靭帯の付着部炎，および廃用性萎縮も混在し，屈曲拘縮がいちじるしい。
- 書字は不能，両手で携帯メールを打っている。

がちだが，実際は仙腸関節に現れることが多い。
　また，仙腸関節炎が顕著でない未分化型脊椎関節炎の症例が存在する。日本人では完成されたbamboo spineの症例は少ない。また，この症例のようにHLA-B51あるいはB52の頻度は健常者より有意に高い。

　次の症例は成人してからの発病であるが，現在も看護師の仕事をしている。
【症例4】40歳　女性　看護師
【主訴】多発関節痛
【既往歴】自然流産
【家族歴】特記すべきことはない
【経過】1989年頃から両膝関節痛が出現し，時に関節水腫も出現した。1997年6月当科を初診した。当初，回帰性リウマチを疑っていたが，アキレス腱痛が高度であり，腰殿部痛もみられた。2000年には距骨下関節痛も出現した。この頃，X線所見では軽度の仙腸関節炎がみられ，2003年のCT像では仙腸関節炎が確定された。多発性付着部炎も顕著である。
【検査所見】HLA-B52が陽性である。
【画像所見】X線所見では踵骨棘が顕著である（図14）。

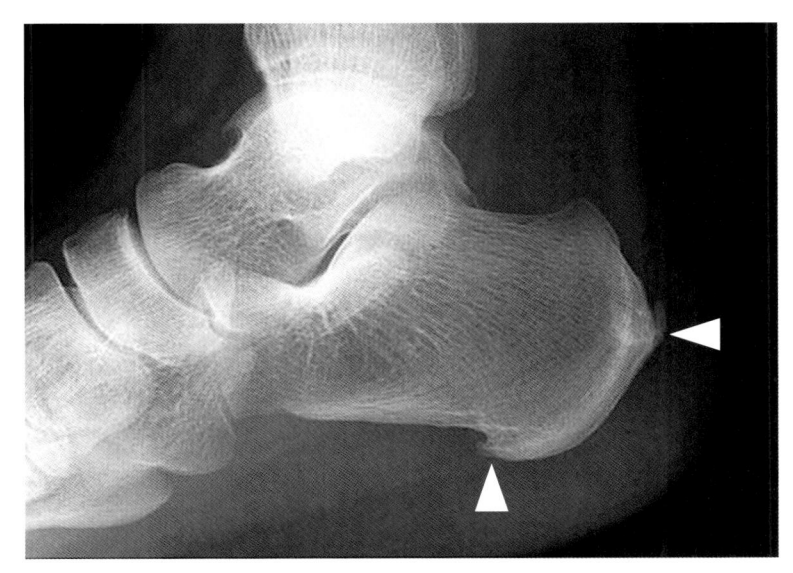

図14　踵骨棘（症例4）
　　● 40歳　女性　看護師
　　● 踵骨棘が後方と足底側にみられる。

次の症例は発病後，早い時期に障害が出現した。

【症例5】女性　30歳　事務員

【主訴】全身広範囲の疼痛

【既往歴】【家族歴】特記すべきことなし

【経過】2003年8月から微熱が出現し，感冒様の症状が出現した。2004年3月

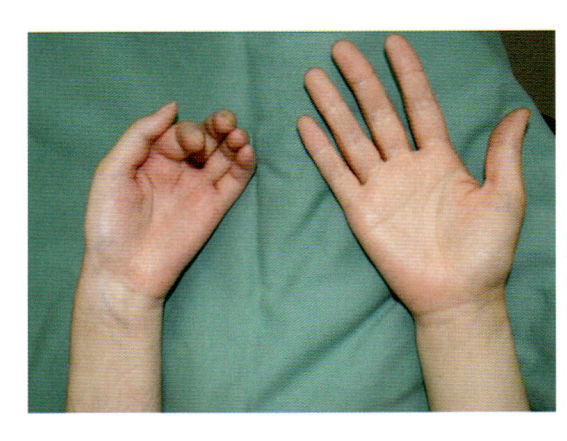

図15　指炎（症例5）
- 30歳　女性
- 左手指は高度のdactylitisの後，屈曲拘縮を生じ，母指球と小指球の筋萎縮をきたしている。感覚障害はない。

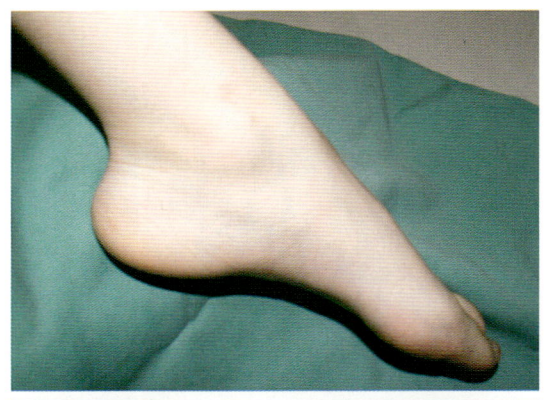

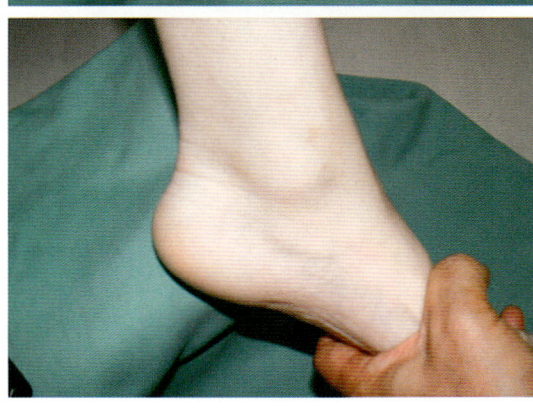

図16　足部付着部炎による拘縮（症例5）
- 30歳　女性
  （図15と同一患者）
- 左足関節の屈曲拘縮を生じ，アキレス腱の拘縮をきたしている。神経学的には異常はない。
- 徒手矯正は不能である。

両手痛，両下肢痛が出現し，2006年には歩行が不能となった。左上肢，左下肢の屈曲拘縮が出現し，異痛症もみられた。首都圏の施設で線維筋痛症と診断され，各種抗うつ薬および，ノイロトロピン®などの投与を受けていた。2007年7月当科初診した。

【初診時の所見】

両距骨下関節，両アキレス腱，両膝蓋靱帯，両股関節，恥骨結合，両胸鎖関節，両鎖骨，両肩関節烏口突起，両仙腸関節，脊椎棘突起など多数の腱・靱帯付着部に顕著な圧痛を確認した。仙腸関節に対するエリクセンテスト（両腸骨翼を外側から圧迫する誘発試験）では疼痛が高度であった。とくに左アキレス腱は短縮をきたし，尖足位の状態である。また，左前腕から手指にかけても腱の拘縮をきたしていた。また，この部位の腱・靱帯付着部には顕著な圧痛がみられた。

【画像診断】仙腸関節炎は両側1度と軽度であった。頸椎では第2/3，3/4間の椎間関節が狭小化をきたし，融合様であった。

【肉眼所見】多発性付着部炎による症状が顕著であり，左手指の変形拘縮，左アキレス腱の拘縮は高度であり，徒手的に矯正は極めて困難であった。Ankylosing tarsitisの初期像が推定された。未分化型脊椎関節炎が基盤にあると考えられ，廃用性萎縮，あるいは拘縮も混在している可能性がある（図15，図16）。

文　献

1) Rudwaleit M, Khan MA, Sieper J : The challenge of diagnosis and classification in early ankylosing spondylitis. Arthritis Rheum 52 : 1000-1008, 2005.
2) Garrett S, Jenkinson T, Kennedy LG, et al. : A new approach to defining disease status in ankylosing spondylitis : the Bath Ankylosing Spondylitis Disease Activity Index. J Rheumatol 21 : 2286-2291, 1994.
3) Calin A, Garrett S, Whitelock H, et al. : A new approach to defining functional ability in ankylosing spondylitis : the development of the Bath Ankylosing Spondylitis Functional Index. J Rheumatol 21 : 2281-2285, 1994.
4) Rouf J, Stucki G : Comparison of the Dougados Functional Index and the Bath Ankylosing Spondylitis Functional Index. J Rheumatol 26 : 955-960, 1999.
5) Jenkinson TR, Mallorie PA, Whitelock HC, et al. : Definening spinal mobility in ankylosing

spondylitis (AS), The Bath AS Metrology Index. J Rheumatol 21 : 1694-1698, 1994.
6) Anderson JJ, Baron G, van der Heijde D, et al.: Ankylosing spondylitis assessment group preliminary definition of short term improvement in ankylosing spondylitis. Arthritis Rheum 44 : 1876-1886, 2001.
7) 行岡正雄：強直性脊椎炎の評価法．リウマチ科 38 : 423-428, 2007.
8) Mander M, Simpson JM, McLellan A, et al.: Studies with an enthesis index as a method of clinical assessment in ankylosing spondylitis. Ann Rheum Dis 46 : 197-202, 1987.
9) Heuft-Dorenbosch L, Spoorenberg A, van Tubergen A, et al.: Assessment of enthesitis in ankylosing spondylitis. Ann Rheum Dis 62 : 127-132, 2003.
10) 福田眞輔, 三浪三千男, 斉藤輝信, 他：血清反応陰性脊椎関節炎の日本AS研究会第2回アンケート調査報告．日関外誌 4 : 167-176, 1999.
11) Brandt J, Bollow M, Haberle J, et al.: Studying patients with inflammatory back pain and arthritis of the lower limbs clinically and by magnetic resonance imaging : many, but not all patients with sacroiliitis have spondyloarthropathy. Rheumatology (Oxford) 38 : 831-836, 1999.
12) Olivieri I, Padula A, Pierro A, et al.: Late onset undifferentiated seronegative spondyloarthropathy. J Rheumatol 22 : 899-903, 1995.
13) Huerta-Sil G, Casasola-Vargas JC, Londono JD, et al.: Low grade radiographic sacroiliitis as prognostic factor in patients with undifferentiated spondylorthritis fulfilling diagnostic criteria for ankylosing spondylitis throughout follow up. Ann Rheum Dis 65 : 642-646, 2006.
14) Zeidler H, Brandt J, Schnarr S : Undifferentiated spondyloarthritis. Ankylosing spondylitis and the spondyloarthropathies. Mosby Elsevier. 2006.
15) Rudwaleit M, Listing J, Märker-Hermann E, et al.: Clinical manifestations at disease onset and during the disease course in early spondyloarthritis. Arthritis Rheum 50 (suppl) : s617, 2004.
16) Kim T, Lee H, Ji J, et al.: Undifferentiated spondyloarthropathy in Korea : focusing on peripheral arthritis. J Korean Med Sci 17 : 71-74, 2002.
17) Liao HT, Chen HA, Chen CH, et al.: Undifferentiated spondyloarthropathy in Chinese patients. Arch Med Res 37 : 384-387, 2006.
18) Boyer GS, Templin DW, Bowler A, et al.: Spondyloarthropathy in the community : differences in severity and disease expression in Alaskan Eskimo men and women. J Rheumatol 27 : 170-176, 2000.
19) Rezaian MM, Brent LH : Undifferentiated spondyoarthropathy : three year follow-up study of 476 patients. Arthritis Rheum 40 (suppl) : s227, 1997.

第 IV 章

各種の脊椎関節炎と関連した病態

A 乾癬性関節炎

現在の日本でも乾癬は比較的多くみられる皮膚病である。食事が欧米化して日本人にも乾癬が多くなり，それに伴って乾癬性関節炎も増加していることが考えられる。しかし，病因についてはよく分かっていない。欧米ではHLA-B27との関連が強く指摘されているが，日本ではその頻度は高くはない。筆者の経験した症例ではHLA-B27は1例もなかった。

また，欧米では膿疱性乾癬と掌蹠膿疱症を同態ととらえることが多く[1]，掌蹠膿疱症骨関節炎が乾癬性関節炎に含められていることにも注意が必要である。日本では別の項で示すことが多く，今回も別項に示した。

1. 診断と分類

最近は臨床的に使いやすいCASPAR（ClASsification criteria for Psoriatic ARthritis）が使用されることが多くなった[2]。CASPAR分類基準を日本語訳で示した表を示す（**表9**）[3]。この診断基準は乾癬のない場合でも診断できるが，一見，皮膚病変として乾癬がなかった症例で，乾癬性爪病変から診断できた症例を筆者は経験した。

指全体がソーセージ様に腫脹する指炎はよくみられる症状である。関節リウ

表9 CASPAR（日本語訳）村田論文から

炎症性関節症状（関節，脊椎，付着部）を有し，以下の項目で3点以上に該当する者を乾癬性関節炎とみなす	
1. 乾癬	
＊現在または既往	＊2 or 1
一ないし二親等の家族歴	1
2. 典型的な乾癬性爪病変	1
3. リウマトイド反応陰性（latexを除く）	1
4. 指炎（現在または既往歴）	1
指全体の浮腫でリウマチ医によって確認されたもの	
5. 手，足の単純X線所見	1
関節近傍の新生骨形成（骨棘は除外）	

CASPAR分類基準の感受性は91.4％，特異性は98.7％である。

村田紀和：乾癬性関節炎の病態と治療：最近の知見．リウマチ科．38(5)：446-452，2007．

マチとは異なり，DIP関節に及ぶことが多い。

関節炎症状は時に両手部において対称的に出現することがあり，関節リウマチと診断されていることも多い。しかし，手部のX線所見をみるとPIPのみではなくDIPにも出現することがあり，関節破壊像は特徴的である。また，肉眼所見では関節リウマチに似た紡錘形の関節腫脹というよりは，変形性関節症に近い腫脹にみえることが多い。まれではあるがムチランス様変化も出現し，オペラグラス様の変化をきたす。脊椎のX線所見でも脊椎炎，仙腸関節炎が出現するが，強直性脊椎炎の像は多くはない[3]。しかし，疼痛部の手部のみならず，脊椎，仙腸関節の観察は常に必要である。

2. 治療

治療方法は非ステロイド性抗炎症剤，ステロイド剤，アザルフィジンEN®，メトトレキセート（リウマトレックス®）が使われる。ほとんど関節リウマチに似た薬物療法である。最近は国内でもシクロスポリン（ネオーラル®）が使用されている。若い年齢層では腎機能の問題が少ないので，比較的容易に使用できる。しかし，腎機能などの保護のため，トラフ値を測定することが進められる。トラフ値が200mg/dlを超えるような場合は減量したほうが安全である。

そのほか，新しい治療法としてTNF阻害薬も効果があるといわれ，最近，報告も多い[4]。乾癬性関節炎の皮膚症状と関節症状の両者に効果があると報告されている[5]。

症例呈示

【症例6】男性　54歳　警備員
【既往歴】1988年から乾癬を発病
【家族歴】特記すべきことなし
【経過】1991年から両手指痛が出現し，1992年から両膝関節痛が出現した。1993年，腰痛が高度のため当科を初診した。両手指の腫脹は顕著であり，X線所見では両膝蓋棘，仙腸関節炎が認められた。ロキソプロフェン，サラゾスルファピリジンの投与を行っている。
【画像所見】肉眼的には各関節がややごつごつした感じがある（図17）。X線写真（図18）ではMP，PIP，DIPにも骨増殖性の変化が認められる。

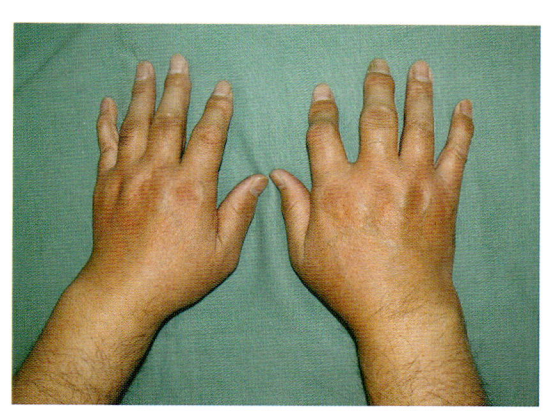

図17　乾癬性関節炎の手指（症例6）
両手指は指節間関節が骨増殖によりごつごつした感じである。

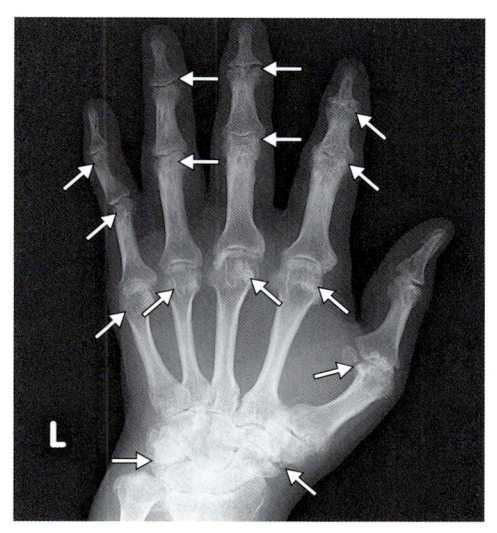

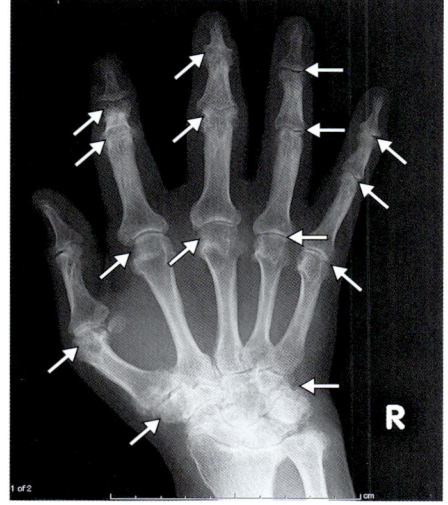

図18　乾癬性関節炎の手部X線写真（症例6）
指節間関節などには軽度の増殖傾向がみられる。

【症例7】女性　飲食店員
【主訴】全身の疼痛
【既往歴】2000年頃より乾癬が出現，加療を受けていた。
【家族歴】特記すべきことなし
【経過】2007年2月より全身広範囲の疼痛が出現した。4月当科を初診した。当時の所見では多発性付着部炎を合併しており，X線所見では仙腸関節炎が認

められた。頭部には乾癬がみられた。プレドニゾロン，サラゾスルファピリジン，NSAIDの投与を行うも疼痛症状の改善が十分ではなかった。9月，39℃発熱と全身広範囲疼痛が出現した。疼痛VASは9であり，入院しプレドニゾロンの投与を開始した。当初30mg/日を投与し，3週間で15mg/日まで漸減した。第5病日には解熱した。また，同時にシクロスポリン150mg/日の投与を開始した。3週間後VASは5となり退院した。現在も通院加療中である。

B 掌蹠膿疱症性関節炎

1. 臨床像

　皮膚病の掌蹠膿疱症に関連した関節炎である。特徴的な手掌あるいは足底の皮疹が認められる（図19，20）。欧米では嚢胞性乾癬の中に分類されていることがある。末梢関節の他に胸鎖関節炎を示すことが多く，脊椎あるいは仙腸関節炎など軸性の関節炎も出現する。X線所見では胸肋鎖骨の異常骨化像がみられることもあり，園崎[6]が発表してから国内で注目されるようになった。最近，1990年代には欧米でも注目されるようになった[7]。X線像のみではなく，外見上でも胸鎖関節の腫脹が確認されることがある（図21）。皮膚症状あるいは関節炎のどちらが先行するかについては定説がない。関節炎症状が顕著であり，皮膚症状が非常に軽い症例も経験する。胸肋鎖骨の骨化がいちじるしいとその関節が強直になり，両肩をすぼめるなどの動作が出来ない状態になる。また，関節リウマチあるいは他の膠原病などと同様に抗リン脂質抗体症候群などを併発することがある[8]。

2. 診断

　手掌あるいは足底部に掌蹠膿疱症がある場合は比較的容易に診断ができるが，皮疹の時期との間隔が数年以上に空いているとなかなか関連づけるのが難しい。腰背部痛，あるいは四肢関節痛が出現し，胸鎖関節を主に胸肋鎖骨部に疼痛あるいは腫脹が出現する。胸鎖部に膨隆がみられることもある。胸鎖関節のX線所見が大切である。胸鎖関節の癒合のために肩の引き上げが不能となる症例もある[9]。

　薬物療法は通常の脊椎関節炎の薬剤が使われるが，扁桃腺摘出により症状が軽快することもある。抗炎症剤，ステロイド剤，サラゾスルファピリジン，メ

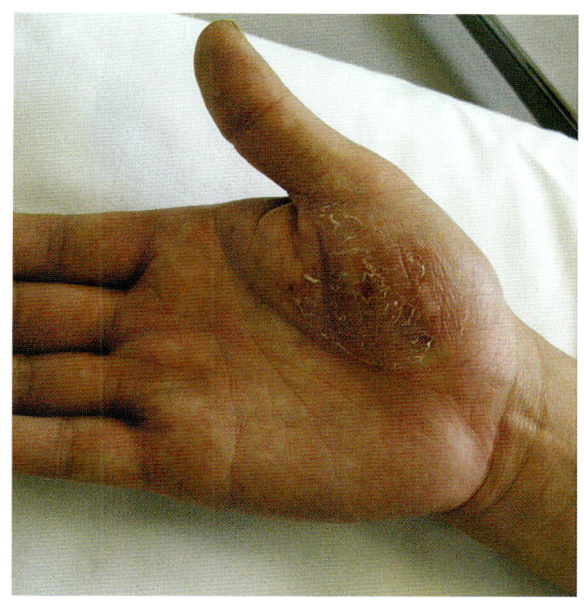

図19　掌蹠膿疱症
- 40歳　男性
- 手掌の掌蹠嚢胞症が認められる。

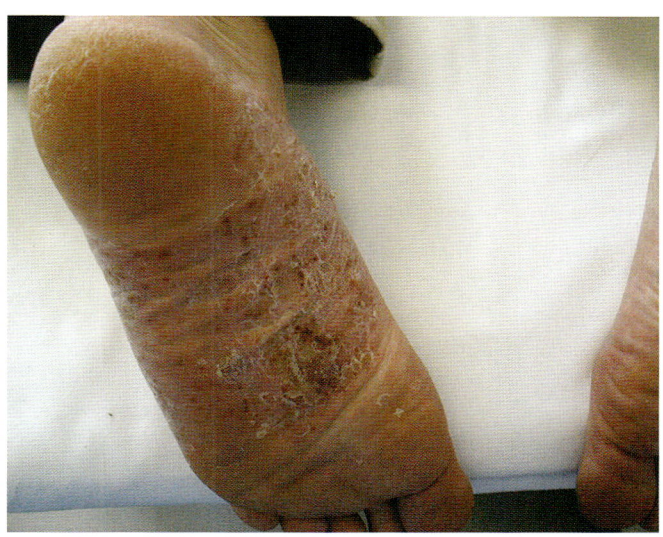

図20　掌蹠膿疱症性骨関節炎
- 40歳　男性
- 足底の掌蹠膿疱症がみられる。
- 関節炎症状は比較的落ち着いている。

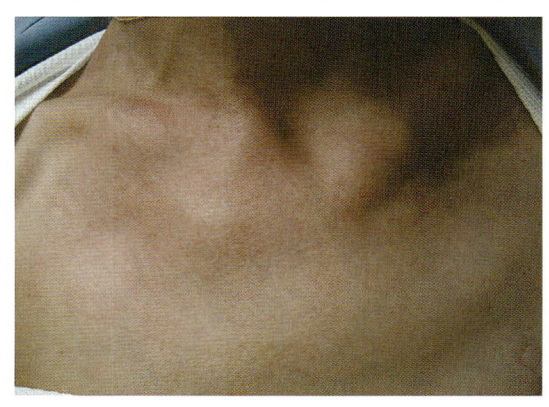

図21　胸鎖関節の肉眼所見
- 45歳　女性
- 両胸鎖関節の腫脹が認められる。
- X線所見では明確な胸肋鎖骨の異常骨化はない。

トトレキサートはよく使われる。また，筆者が経験した症例であるが，脊椎破壊のある症例に対してエタネルセプト（エンブレル®）を投与したところ著効を得て，脊椎破壊も沈静化した。

症例呈示

【症例8】36歳　女性　事務員
【主訴】胸骨部痛，腰痛
【既往歴】扁桃炎
【家族歴】特記すべきことはない
【経過】2000年8月には腰痛から股関節痛が出現，10月胸骨部の疼痛が出現した。12月当科を初診した。皮膚科の初診時所見では両手掌と両足底に掌蹠膿疱症が認められ，当科に紹介された。当科初診時には両胸肋関節，両胸鎖関節，両仙腸関節に高度の圧痛を認めた。その後，疼痛症状は軽度であり，通院は中断していたが，2004年前胸部痛と腰仙部痛が再燃し，再受診した。多発性付着部炎が認められたが，疼痛に対してはNSAIDのみで対処している。
【検査所見】赤沈　34mm/h，CRP　2.11mg/dl，MMP-3　29.9ng/ml

【症例9】症例　女性67歳　事務員
【主訴】前胸部痛，背部痛
【既往歴】【家族歴】特記すべきことはない
【経過】1996年（55歳）頃から胸部痛が出現し，胸部の腫脹も出現した。2000年近医を受診したが，診断は保留されていた。2006年3月疼痛が増強したので，当科を紹介された。
【初診時所見】胸肋鎖骨部の膨隆を認め，四肢および脊椎棘突起，アキレス腱には顕著な圧痛を認めた。通常のX線所見では鎖骨の膨隆と不整が認められた。
【CT】胸骨柄と左鎖骨胸骨端に明瞭な骨硬化像を認めた。第一肋骨と癒合も傾向も認められた。3DCTでは明確に確認できる（図22）。

【症例10】50歳　女性
【主訴】前胸部痛，背部痛
【既往歴】【家族歴】特記すべきことはない

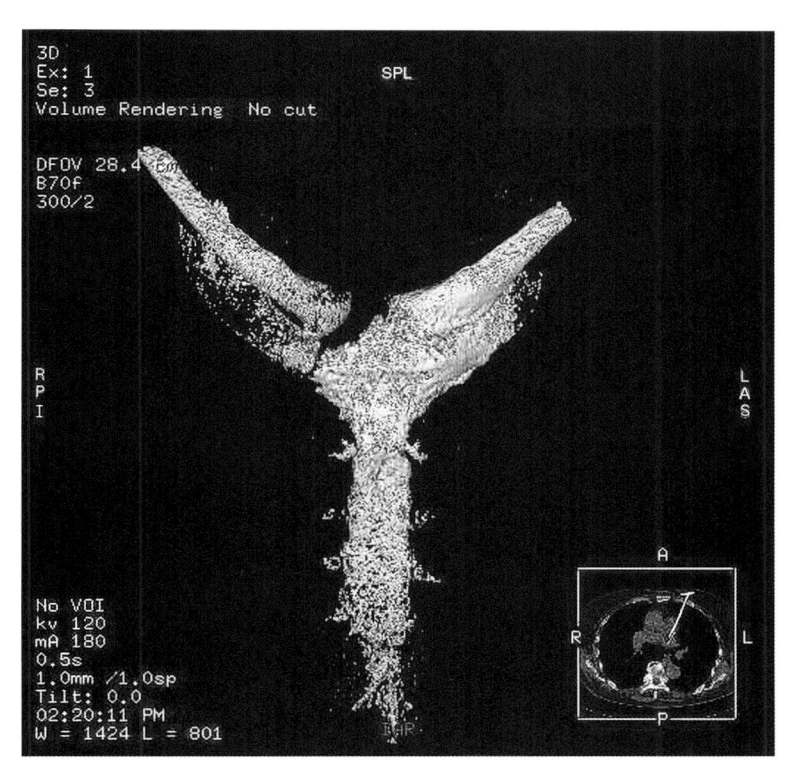

図22 胸鎖関節の3DCT（症例9）
- 67歳　女性
- 左鎖骨，左第一肋骨と胸骨の間に骨化がいちじるしい。

【経過】1974年項部痛と胸骨部痛が出現した。1985年腰痛が出現した。1988年から掌蹠膿疱症が出現した。1991年から両膝関節痛，左肘痛が出現した。

初診当時は37℃台の微熱が出現し，全身倦怠感もみられた。

1994年1月に当院皮膚科を受診し，掌蹠膿疱症性骨関節炎が疑われ，当科紹介され初診した。初診時の所見では両胸鎖関節部の腫脹と圧痛が認められ，四肢および仙腸関節など骨盤帯付着部の圧痛が高度であった。以後，抗炎症剤とステロイド剤の投与を行い，小康状態を保っており，近医で加療を行っていた。

2005年再び疼痛症状が増強し，当科を受診した。右胸鎖関節部，および両膝蓋靱帯の腫脹と圧痛が高度であった。NSAIDのほか，プレドニゾロン，アザルフィジンEN®の投与を開始し，現在も通院を続けている。

【画像所見】肉眼的には胸鎖関節の腫脹が認められる。胸骨体部の右胸鎖関節，骨髄にはSTIR法で高信号を認める。胸骨体部，胸骨柄接合部には同様の異常信号を認める。炎症性かつ浮腫性変化が考えられる（図23）。

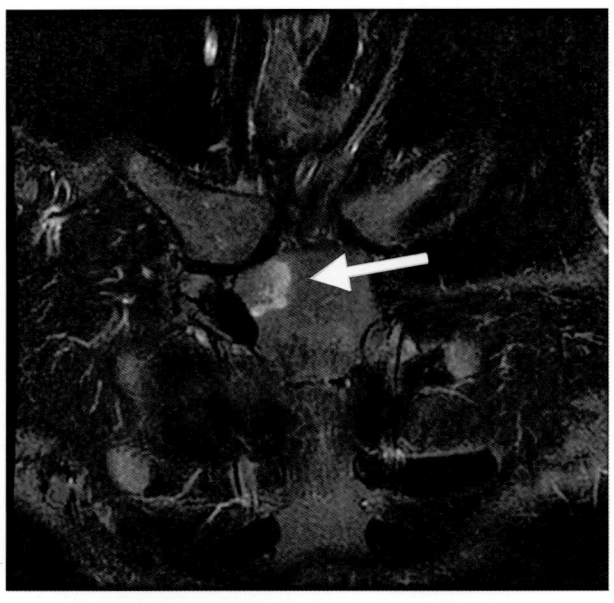

図23 胸鎖関節 MRI（症例10）
- 50歳　女性
- STIR 法で胸骨の右上方に明確な高信号が認められ，骨髄浮腫と考えられる。

C 痤瘡性関節炎

　SAPHO 症候群という分類がある。これは（Synovitis, Acne, Pustulosis, Hyperostosis）の頭文字をとったものである。皮膚病のなかでも痤瘡はよくみられるものであるが，重症の痤瘡では関節炎をきたす。時には四肢の腫脹がいちじるしく，化膿症をきたしたかの如く，患肢全体が腫脹することがある。脊椎あるいは関節の所見は一般の脊椎関節炎と同様であり，この病態を理解していれば驚くことはない。ただ，痤瘡自体は皮膚科医の意見を聞いて，専門的な治療を受けさせる。

症例呈示

【症例11】53歳　男性　教師
【主訴】胸骨部，腰殿部痛
【既往歴】17歳の頃，顔面に高度の痤瘡が出現した。
【家族歴】特記すべきことはなかった

【経過】1972年（14歳時），腰殿部痛が出現した。その後，1975年（17歳）頃より顔面に痤瘡が出現し，1985年には痤瘡は高度となった。1987年より近医（皮膚科）からミノマイシン®の投与を受け，痤瘡は改善した。1995年右手指痛が出現，1998年左膝に疼痛と高度の腫脹が出現した。化膿性膝関節炎が疑われ，新たに別の抗生剤の投与を受けた。同年9月左肩関節痛が出現した。2000年には左手指の腫脹と疼痛が出現し，当科を紹介された。当科受診時，腰痛の他，胸鎖関節痛も訴えており，痤瘡性関節炎と診断した。同年8月からミノマイシン®に加えてアザルフィジンEN®，インフリーS®，を投与した。1ヵ月後，関節症状は沈静化し，教職も十分にこなせる状態となった。2003年には胸部痛も出現した。2005年右膝関節のMRIでは膝蓋下脂肪体に高信号の集簇が確認された。HLA-B35およびB62が陽性であった。
【肉眼所見】顔面には広範囲に痤瘡の瘢痕が認められる（図24）。

高度の痤瘡が出現し，高熱と全身痛が出現した症例を示す。
【症例12】13歳　男性　中学生
【主訴】顔面の皮疹，全身痛
【家族歴】特記すべきことはなかった
【経過】2005年より顔面にニキビが生じるようになり，市販薬の軟膏をつけていた。2006年12月ころから顔面の皮疹が急激に悪化し，篠ノ井総合病院皮膚科を受診した。2007年1月下旬から発熱と関節痛が出現した。
【検査所見】CK 1015 IU/l，CRP 11.36mg/dl，MMP-3 60ng/ml，そして，HLA-A24，B55，B52，DR8が陽性であった。
【肉眼所見】顔面に高度の劇症痤瘡が認められる（図25）。
（症例と写真は篠ノ井総合病院 長谷川淳一皮膚科医長のご好意による）

D 腸炎性関節炎

　大腸クローン病，あるいは潰瘍性大腸炎に伴って，脊椎関節炎の症状を呈することがある。従来，強直性脊椎炎の患者の5〜10％にみられ，内視鏡でsubclinicalな腸炎を探ると25〜49％に腸炎が存在する。逆に腸炎のなかで強直性脊椎炎の存在する比率は4〜10％であると報告されている[10]。消化器症状と関節症状との病勢は一致するとは限らず，関節痛の症状が相当高度にもか

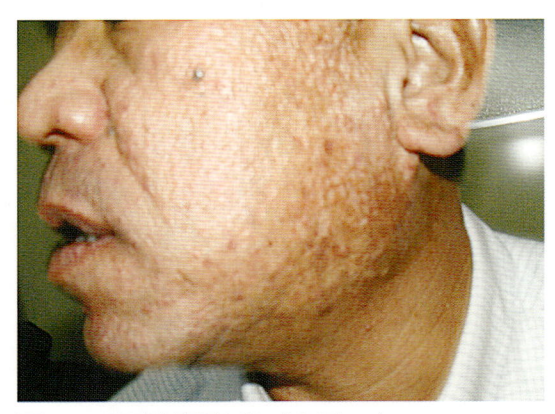

図24 痤瘡性関節炎（症例11）
- 痤瘡性関節炎
- 青年時代の痤瘡の瘢痕治癒がいちじるしい。

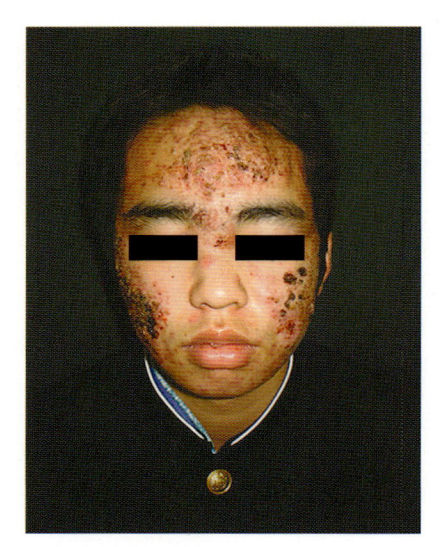

図25 劇症痤瘡（症例12）
- 13歳　男
- 2ヵ月前から顔面の皮疹が急速に悪化し，発熱と高度関節痛が出現した。
- 入院時検査所見
- CRP 11.36 mg/dl
- MMP-3 60 ng/ml

かわらず，消化器症状が軽度であることも多い。脊椎関節炎の診断は通常の方法で容易に診断できる。消化器症状，すなわち下痢，血便などがあるような症例は消化器内科医の精査を受けることが必要である。関節症状に対する治療は脊椎関節炎に対する治療が奏功することが多い。

治療に関しては白血球除去療法（LCAP）が奏功することが多く，消化器症状が改善するのみではなく関節症状が顕著に改善した例もある。

症例呈示

【症例13】40歳　女性　美容師
【主訴】多発関節炎
【既往歴】4回の流産をした。
【家族歴】リウマチ性疾患はない
【経過】2002年10月より多発関節痛が出現した。2003年10月当科初診時には主に右膝関節の腫脹と疼痛を訴えていたが，多発性付着部炎が顕著であり，X線所見では仙腸関節炎が認められた。NSAID（ロキソプロフェン），サラゾスルファピリジン，プレドニゾロンの投与を行った。経過中胸鎖関節の腫脹などもみられたが，右膝関節の水腫は顕著でありステロイド剤の関節内注射を数ヵ月に1回施行した。

2005年に水溶性下痢などが出現し，消化器外科で潰瘍性大腸炎の診断を受けた。サラゾスルファピリジン3,000mg/日，メトトレキセート6mg/週を投与するも症状の改善は十分ではなかった。2007年11月下旬から白血球除去療法を開始した。

疼痛の改善はいちじるしく，施行前のBASDAIは22.4，VASは6であったが，5回終了後，BASDIは17.1，VASは2と顕著に改善した。その後7週目にはVASは3，BASDAIは18.5と改善がみられた。
【検査所見】CRPは0.66mg/dl，MMP-3は161ng/ml，抗カルジオリピンIgM 0.9，抗カルジオリピンIgG 8U/ml以下，HLA-B51が陽性であった。
【画像所見】仙腸関節のX線所見では両側に仙腸関節炎がみられ，改正ニューヨーク診断基準では左仙腸関節炎は3度である（図26）。

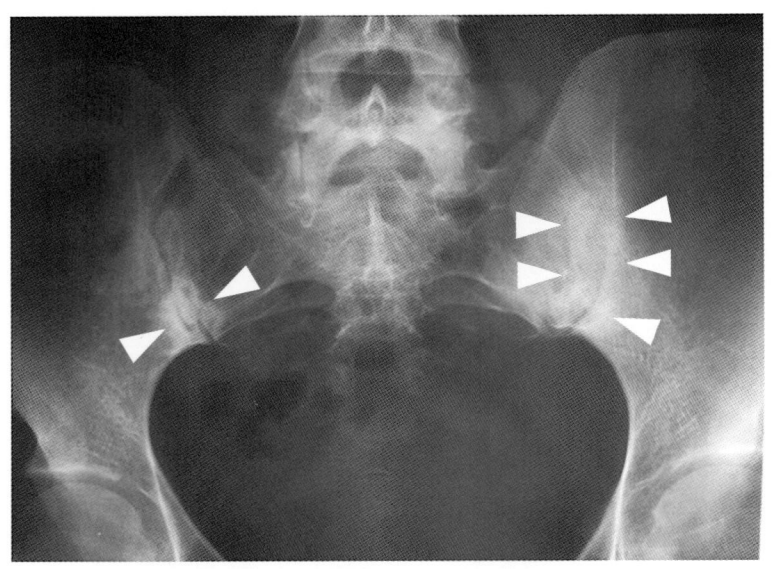

図26　潰瘍性大腸炎による関節炎（症例13）
- 40歳　女性　美容師
- 両側に仙腸関節炎が認められる。▷で示す。
- 左側は改正ニューヨーク診断基準で3度である。

E　反応性関節炎

　各種感染症が関節炎のトリガーとなることは古くから知られている。また，医療の進歩に伴って，思わぬところから関節炎が出現する。Schigella，Salmonella，など各種の細菌が誘発する。尿道炎や亀頭炎，結膜炎，ぶどう膜炎，咽頭炎，赤痢など，先行する感染症が存在した後の関節炎症状は比較的よく診断されることが多い。本来の感染症によって生じた aseptic arthritis と考えられ，関節には本来の病原菌は存在しないと考えられてきたが，Chlamydia trachomatis が滑膜PCRで同定されたという報告もある[11]。

　典型的な感染症に関しては Shigella，Salmonella，Campylobactor，Yersinia などによる腸管感染症，あるいは Chlamydia による尿路感染症が有名である。近年，性文化の変革などにより，青少年の性行動も変容し，低年齢化しているため，注意が必要である。Chlamydia-induced arthritis は感染者の1〜3％に発病する。Chlamydia trachomatis により，女性では子宮内膜炎，頸管炎，腎盂炎，Bartholin 腺炎，男性では前立腺炎，副睾丸炎，睾丸炎，尿道炎などの性器感染を起こした後に細菌が関節内に播種される。関節内の細胞内に留まった細菌が単球など

を刺激して関節炎が惹起される[12]。初期にはミノマイシン®など抗生物質が奏功する[13]。

　また，ブドウ球菌[14]，あるいは溶連菌感染症に続発する溶連菌後反応性関節炎も近年，報告されるようになった[15,16]。咽頭感染などの後に関節炎が出現し，多発関節炎あるいは腱鞘炎なども出現することがある。

　また，最近ではHelicobactor Pylori除菌の合併症としてのClostridium difficile腸炎による反応性関節炎[17]なども報告されている。

　泌尿器科領域で膀胱粘膜内の上皮内癌に対して行われているBCG療法で反応性関節炎が出現する[18]。BCGは弱毒化した結核菌からなる抗結核ワクチンであるが，これがその上皮内癌に有効であることがわかり，このBCG膀胱内注入療法により，80〜90％の症例で癌が消失するといわれ，膀胱全摘を早期に行う必要はなくなった。

　BCG接種による関節炎は14％に出現したという報告がなされている[19]。そして，治療を行った後，数週間で関節症状は消失する。その後，慢性関節炎に移行した症例はない。

　治療はNSAIDの他，症状によってはステロイド剤を投与することにより，比較的早期に改善する。

1. 臨床所見と診断

　関節炎は下肢優位の関節炎であるが，強直性脊椎炎に比して，仙腸関節炎が50％以下で，末梢関節炎が90％にみられるという特徴がある。関節炎の程度は一般に強い。結膜炎は1/3程度にみられるという。時に前ぶどう膜炎もみられるので，眼科と併診することが望ましい。

2. 治療

　先行の感染症，関節炎，関節外症状から診断する。一過性のものが多いので基本的には安静とNSAIDの投与である。ステロイドは末梢関節炎には有効であることが多い。また，抗生剤投与もある程度，効果がみられることが多い[20]。

症例呈示

【症例14】男性　33歳　塾講師
【主訴】両殿部痛

【既往歴】斜頸　硬膜下血腫
【家族歴】特記すべきことはない
【経過】2002年5月性交渉を持った後，2週間後より尿道痛，排尿時痛が出現した．濃尿も認め，近隣の泌尿器科にて抗生剤の投与を受けたが，症状は改善せず，当院の泌尿器科を紹介された．当時の検査所見ではクラミジアPCRは陰性，淋菌PCRも陰性であった．マイコプラズマ感染症が疑われ，ミノマイシン®の投与を受けた．

同時に眼球掻痒感を認めたので，眼科を紹介され，両結膜炎および左眼は水疱を伴う角膜びらんと診断された．その後両殿部痛に対して当科を紹介された．四肢，体幹の多発性付着部炎を認め，仙腸関節の圧痛も高度であった．ショーバーテストは3.7cmと軽度の制限を認めた．プレドニゾロン10mgの静注およびNSAIDなどにより殿部痛は改善した．

6月下旬には腰痛症状，泌尿器科症状，および眼症状も改善した．検査所見ではCRPは0.04mg/dl，HLA-A1，A11，B37，B67，C6，C7，尿道分泌物の細菌培養検査では異常を認めなかった．

以上より尿道炎，結膜炎，関節炎からライター症候群が考えられた．

BCG注入により急性関節炎症状をきたした症例

【症例15】男性　75歳
【主訴】全身関節痛
【既往歴】高脂血症，【家族歴】特記すべきことはない
【経過】2002年5月から膀胱癌に対してBCG注入療法を受けた．4回施行後，全身の関節痛と両眼瞼結膜炎を生じた．歩行不能となり，救急車で当院へ搬送されてきた．来院時検査所見では，白血球増多がみられ（13,600），CRPは28.28mg/dlと高値を示した．ライター症候群が疑われ，入院後インフリーS®，アザルフィジンEN®などの投与で疼痛症状は改善し，4週間後には退院した．HLA-A2，A24，B46，B70，C1，C7であった．

溶連菌感染に続いて関節炎を発症した症例

【症例16】女性　35歳　主婦
【既往歴】特記すべきことはなかった
【家族歴】母が関節リウマチ

【経過】2005年5月中旬に咽頭炎が出現した。5月下旬に近医で施行された咽頭培養により，溶連菌が同定され，抗生剤を内服していた。6月上旬の夜間に突然，両膝痛が出現し，疼痛は全身の関節に波及した。翌朝には両手指の腫脹と熱感が顕著となり，疼痛症状は移動した。引き続き抗生剤の内服を続けた。当科受診時には両手指の腫脹はほぼ改善していたが，両膝蓋靱帯，両股関節，両胸鎖関節，両仙腸関節などの付着部に圧痛を認めた。その後，数週で症状は改善した。

【検査所見】赤沈39mm/h，CRPは0.47mg/dl，RFは10 IU/ml，ASOは284IU/ml，ASKは320倍，抗核抗体は20倍，homogeniousであった。

F 脊椎関節炎に伴う骨関節障害

1. 肩腱板損傷

強直性脊椎炎の患者では腱板炎はよくみられる病変であり，多発性付着部炎を併発する症例では高頻度である。腱・靱帯炎のなかでも大きなウエイトを占めているのが肩関節である。

400例の強直性脊椎炎患者をコントロール群と比較した調査[21]では，強直性脊椎炎の24.7％に診察により肩関節の問題を確認している。コントロール群では14.2％であり，オッズ比は8.17であった。また，MRIを用いると肩鎖関節炎は強直性脊椎炎患者ではよくみられる異常であり，コントロール群（非特異的肩痛症例の群）が68％に対し，94％であった。腱板炎は強直性脊椎炎で15.1％，それに対しコントロール群では3.5％であった。肩の腱・靱帯の骨髄浮腫はコントロール群で19.1％であったのに対し，強直性脊椎炎では70.6％と高頻度であった。肩腱板の付着部炎は気づかれないことが多い。その他，MRIでは棘上筋腱，大結節，肩峰に付着部炎の特徴がみられる。腱板の付着部病変は多発性付着部炎として評価されるべきである。

症例呈示

【症例17】女性　83歳
【主訴】全身広範囲疼痛
【既往歴】僧帽弁閉鎖不全
【家族歴】特記すべきことなし

【経過】1973年（48歳時），腰背部痛が出現した。以後，両肩関節痛，両手関節痛が時に出現した。1990年代，配偶者の介護の際には四肢・体感の疼痛が常に出現した。2007年3月全身広範囲の疼痛が出現し，当科を初診した。四肢・体幹の広範囲に多発性付着部炎が認められ，両側アキレス腱周囲の腫脹が認められた。

【検査所見】初診時にはMMP-3が201ng/mlと高値を示した。

【画像所見】仙腸関節のX線所見では両側3度であり，脊椎のMRIでは腰椎STIRにて骨髄浮腫が認められた。また，右肩関節のMRIでは上腕骨頭および肩鎖関節の骨髄浮腫，棘上筋腱の断裂が認められた（図27）。

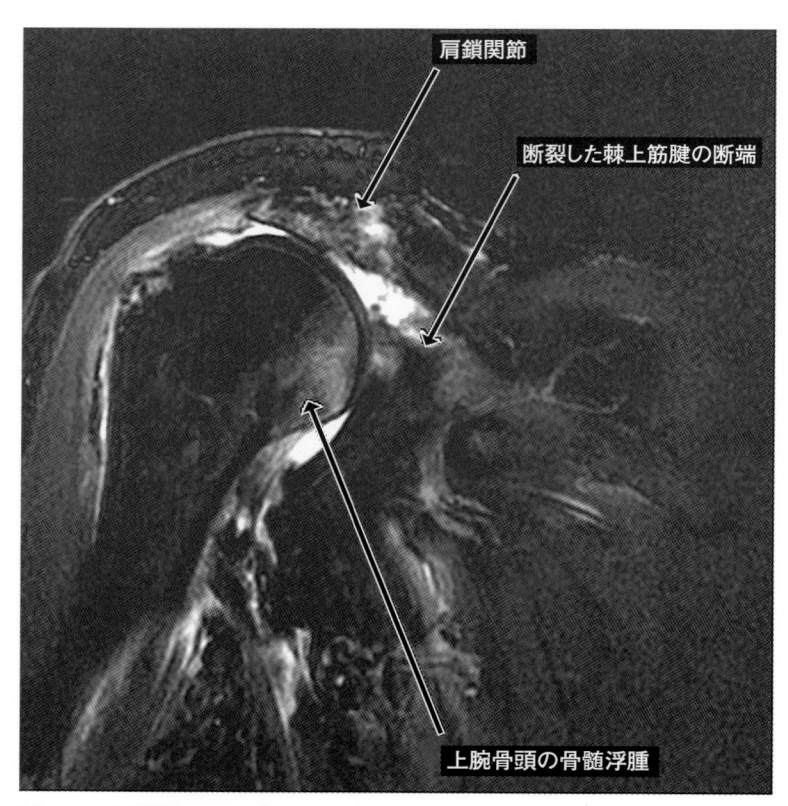

図27　肩関節MRI（症例17）
- 右肩関節
- 肩鎖関節，上腕骨頭の骨髄浮腫が認められる。
- 断裂した棘上筋の断端もみえる。

2. 足根炎（tarsitis）

　脊椎関節炎で重要な罹患部位として足部は忘れてはならない場所である。足部の疼痛を訴える患者は非常に多く，脊椎関節炎の診断はされなくともX線写真はよく撮影されている。多くの患者では骨皮質の硬化像がみられるが，時には骨皮質がびらんを起こしている症例もある。

　そして骨病変が極端に進んだ状態は強直性足根炎（ankylosing tarsitis）という状態になる。この病態は脊椎関節炎の部分症状として従来から気づかれており，炎症に関する評価方法も実用化されている[22]。日本では強直性脊椎炎に関する足部病変についての研究報告はほとんどされてないのが実情である。その原因は脊椎関節炎に関する研究報告が非常に少なく，また，足部病変にも眼が注がれること自体が非常にまれであることも原因である。また，通常のX線検査では足部病変について際だった異常が指摘されることも少ない。Pacheco-Tenaらによると足根部の合併は強直性脊椎炎で54％，未分化型脊椎関節炎では39％と報告されており，まれな病態ではない[22]。

　通常のX線所見では骨びらんなどの変化は多くはないが，足根骨の骨皮質幅の増大がみられたり，距骨下関節面の骨硬化像などはよく観察するとわかる。

症例呈示

　足根部罹患の症例を提示する。また，足部のMRI像は多彩な像が出現する。MRIの項を参照されたい。

【症例18】52歳，女性，主婦
【主訴】広範囲疼痛
【家族歴，既往歴】特記すべきことはない
【経過】2003年11月右肩痛を初発症状として，全身広範囲の疼痛が出現した。近医では線維筋痛症が疑われた。2004年12月当科を初診した。初診時の症状は体重減少，口腔乾燥感，手指のレイノー現象，疲労倦怠感，焦燥感，腰背部のこわばり感と疼痛，肩関節，肘関節，手関節，指関節の疼痛と腫脹，高度の両膝痛，踵部痛，足趾の腫脹などを訴えていた。
【初診時の所見】四肢・体幹には顕著な圧痛がみられ，両手関節と両指，アキレス腱周囲には顕著な腫脹が認められた。X線所見では軽度の仙腸関節炎が認められた以外には靱帯棘などはなかった。
【その後の経過】入院治療を行い，抗炎症剤，ステロイド剤，サラゾスルファ

ピリジンの投与を行った。徐々に症状は改善がみられていたが，両足部痛が高度であり，日常，階段を降りる際には後ろ向きに降りるという工夫をしていた。
【X線所見】足根関節に顕著なびらんが認められた（図28）。
【MRI所見】左距骨などの足根骨に多数のT1強調低信号，STIR法で高信号を認めた。足根骨にはびらんが認められる（図29）。

【症例19】57歳　女性
　両膝関節から足部にかけての症状が高度であったが，20年以上にわたって関節リウマチの異型とされ，確定診断されていなかった。両膝関節の拘縮，および，両足部の尖足強直，両足趾の屈曲強直が早期に出現した，仙腸関節の癒合も認められる。
　本症例は高度の多発性付着部炎による靱帯拘縮のため，両下肢の障害がいちじるしく，いずれは上肢にも付着部炎の障害が及ぶことが推測される。また，現在，脊椎においても椎体終板に炎症性骨変化が始まっている。今後，脊椎強直が徐々に進行することも予測される。
【肉眼所見】足趾の強直がみられる（図30）。
【画像所見】足根骨の癒合，足趾の屈曲強直がみられる（図31）。

3. 膝関節病変

　膝関節の付着部炎は比較的多いものである。脊椎関節炎と関節リウマチの膝関節病変をMRIの脂肪抑制法によって比較した報告がある[23]。付着部周辺の関節液あるいは浮腫を示す高信号は脊椎関節炎と関節リウマチの双方で確認されたが，10例の脊椎関節炎症例中6例に膝蓋骨の靱帯付着部の高信号が認められた。しかし，関節リウマチではこのような高信号はみられなかったと報告している。図32は筆者の経験した症例である。膝蓋靱帯とその周囲にみられた腫脹を示す（図32）。膝蓋靱帯の膝蓋骨，および脛骨の付着部に高度の圧痛がみられた。

4. 指炎（dactylitis）

　必ずしも左右対象的に腫れるわけではなく，ある指のみが腫脹して，他の指はまったく腫れないこともある。時に腫脹が高度のため，化膿性関節炎とされ

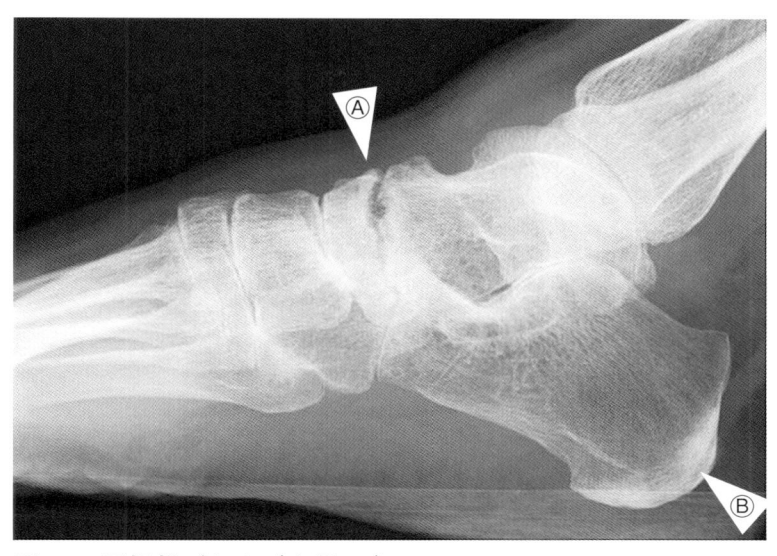

図28 足根部びらん（症例18）
- 横足根間関節のびらんと癒合が認められる。(Ⓐ)
- 踵骨の硬化像もある。(Ⓑ)

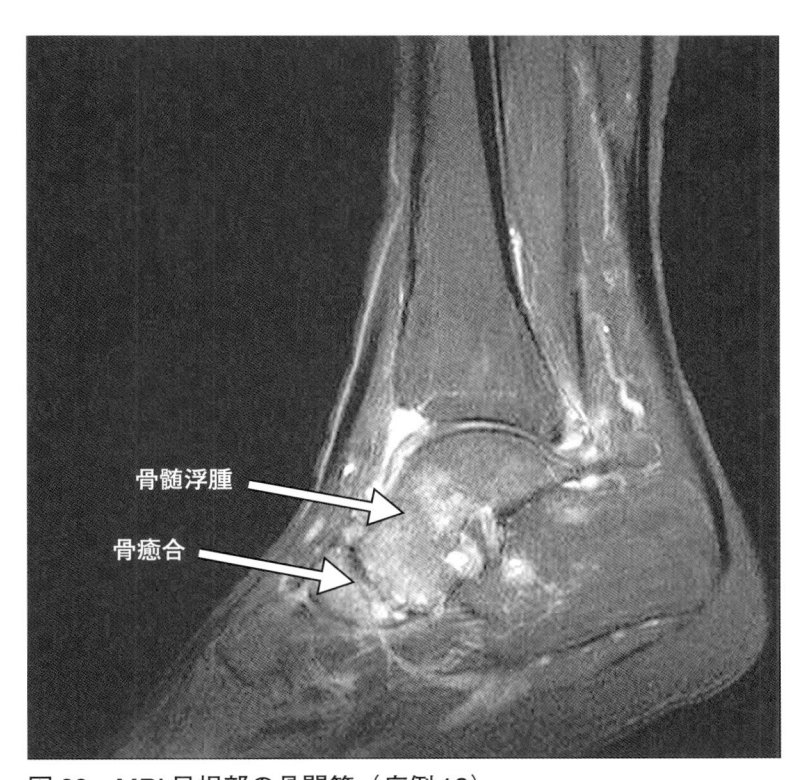

図29 MRI 足根部の骨関節（症例18）
- 造影に STIR 法併用の T1 強調像。
- 炎症に伴う造影剤の増強効果がみられる。
- 距骨，踵骨，舟状骨にも骨髄浮腫がみられる。

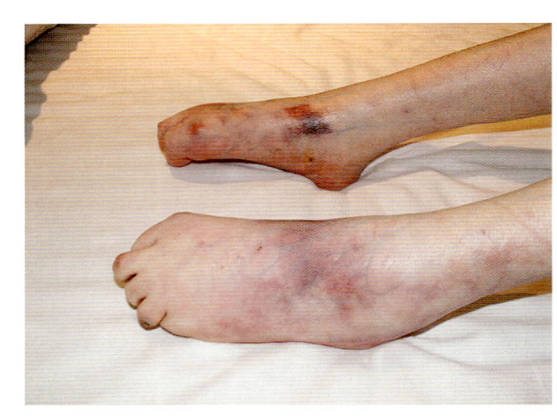

64　第Ⅳ章　各種の脊椎関節炎と関連した病態

図30　Ankylosing tarsitis（症例19）
- 両足関節と両足趾の屈曲強直がみられる。
- 網状皮斑も確認される。

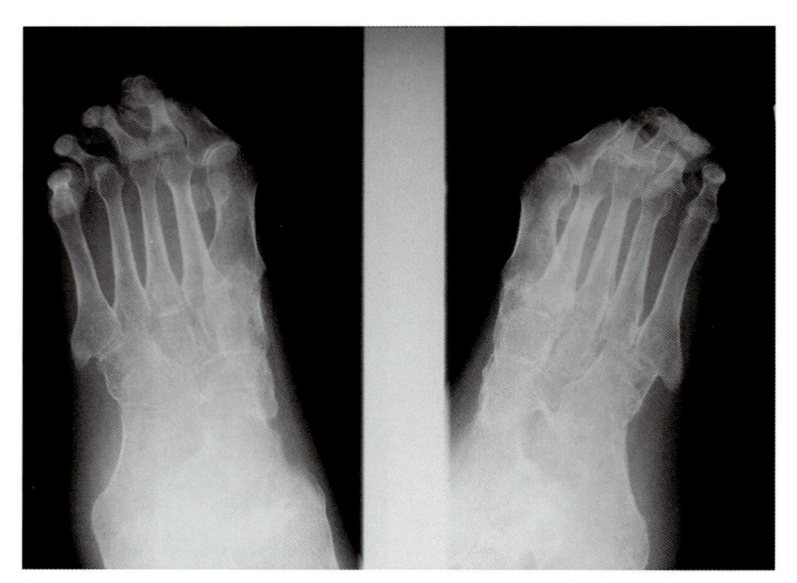

図31　Ankylosing tarsitis の両足部X線所見（症例19）
- X線斜位像である。
- 両足趾の屈曲強直，足根骨の癒合が認められる。

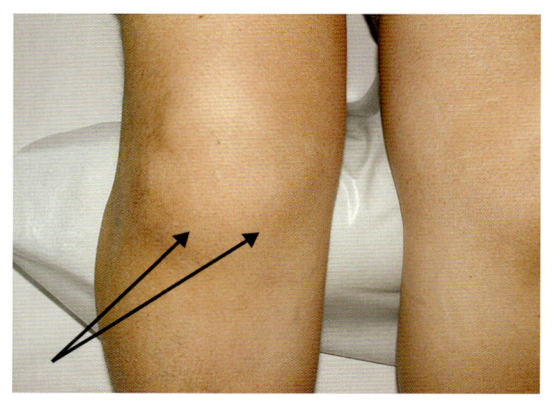

図32　右膝蓋靱帯周囲の腫脹
- 45歳　女性
- 膝蓋靱帯の膝蓋骨側，および脛骨側の付着部に高度の圧痛があり，靱帯周囲の腫脹が顕著である。

ることもある。

　手指全体が浮腫を生じた状態はソーセージ指としてよく知られている。関節リウマチのようにPIP関節が紡錘形に腫れる状態とは異なる。ヨーロッパ脊椎関節炎研究グループ（ESSG）の調査によれば脊椎関節炎の指炎は感受性17.9％，特異性96.4％と非常に特異度が高い[24]。最近は乾癬性関節炎の診断と評価に利用されている[25]。

　MRIなどの所見では手指の腱鞘炎，皮下浮腫などが主体であるといわれている[26]。腫脹は軽度であっても腱鞘の拘縮が高度であり，こわばり感が非常に強い症例も存在する。

　こわばりのため巧緻性の障害を生じたり，指全体が屈曲拘縮をきたして伸展がまったく不能となることもある。逆に伸展拘縮をきたして自動屈曲が出来ない症例もある。指炎の変形の種類は一様ではない。

　ADLの問題としては書字ができない。箸が使えない。包丁がもてないなど女性の家事仕事に障害がおこる場合も少なくない。通常のX線所見では骨関節の破壊は一切みられないこともあり，脊椎関節炎の診断がされていないと治療にも影響する。この分野のリハビリテーション，あるいは，外科的治療は今後に残された課題である。

G 骨粗鬆症

　骨粗鬆症は強直性脊椎炎で起こりうる病態の中でも重要な位置を占めることが最近，よく理解されてきた。欧米では1990年代の英国の調査で，強直性脊椎炎87名における脊椎圧迫骨折の数は9椎体，10.3％であり，これは同年代の女性1.9％（1,035名の調査）に比べて非常に多く，約5倍の頻度であると報告されている[27]。

　しかし，この調査では脊椎の可動性の減少，罹病期間の長さなどが際だっていたが，実際に腰椎，あるいは大腿骨頸部の骨密度は有意に低値してはいなかった。

　現在，欧米でも脊椎関節炎患者の骨粗鬆症に関して適切な指導方法が確立されているとは言い難い[28]。女性症例ではとくに骨粗鬆症の発症が問題である。椎体の終板あるいは前縦靱帯などの骨化が起こることがあるが，一方では椎体の海綿骨では骨粗鬆化が出現していると考えられる。そのため，同年代の健常

人に比して5倍の頻度で骨粗鬆症が起こることになる。わかりやすくいえば，脊椎椎体の外の靱帯では骨化が起こり，その椎体のなかでは骨粗鬆化が起こるという逆転現象がみられる。

したがって，脊椎圧迫骨折は重要な合併症である。ステロイド剤を使用せざるを得ない症例では定期的に骨密度の測定を行い，尿中NTX（I型コラーゲン架橋N-テロペプチド）などが，基準値をはるかに超える症例ではビスフォスフォネートなどの投与が必要と考える。

H 各種結合組織病の合併

脊椎関節炎は結合組織病のカテゴリーには入っていないが，各種の結合組織病が合併することがある。頻度は多くはないが，注意が必要な病態である。いずれも結合組織病は軽症である場合が多いが，時に重篤な状態に至る可能性がある。感染症，あるいは皮膚疾患が先行した脊椎関節炎の症例は比較的早期に診断される傾向があるが，結合組織病が合併あるいは先行した症例はどうであろうか？

日常診療において，多発性付着部炎が気づかれることがなく，軽症の結合組織病の合併した症例について症例を示す。結合組織病としての症状以上に脊椎関節炎の症状が高度の症例である。

1. 全身性エリテマトーデスの合併

四肢の疼痛腫脹がみられると関節リウマチと診断されることが多い。発病当初，関節リウマチと診断されていたが，光線過敏症，口腔内潰瘍，白血球減少などが出現して，全身性エリテマトーデスの診断基準を満たし，全身性エリテマトーデスとして加療されることは日常診療でよくみられることであるが，疼痛症状を適正に評価すると全身性エリテマトーデスだけでは説明できない病態にも遭遇する。多発性付着部炎を確認し，評価することによって，脊椎関節炎が合併したと考えられる症例は日常的に遭遇する。また，全身性エリテマトーデスの関節炎としては症状が高度であり，骨破壊まで出現してくる場合は骨関節の病態の合併も考えなければならない。

症例呈示

　長年，全身性エリテマトーデスとして加療されてきたが，脊椎関節炎の診断がされず，椎体椎間板炎を起こした症例を提示したい。

【症例20】53歳　女性

【主訴】多発関節炎

【既往歴】【家族歴】特記すべきことはなかった

　1982年両手指の疼痛と腫脹が出現した。その後，腰背部痛も出現した。しかし，手指の腫脹は紡錘形ではなかったが，リウマトイド因子が陽性のため，関節リウマチと診断され，加療を受けていた。口腔内潰瘍，光線過敏症，白血球減少などがみられたので，全身性エリテマトーデスと診断が変更され，加療を受けていた。2006年11月には高度の腰痛が出現した。

　X線所見では第2/3腰椎椎間板の狭小化と硬化像が確認された（図33）。そ

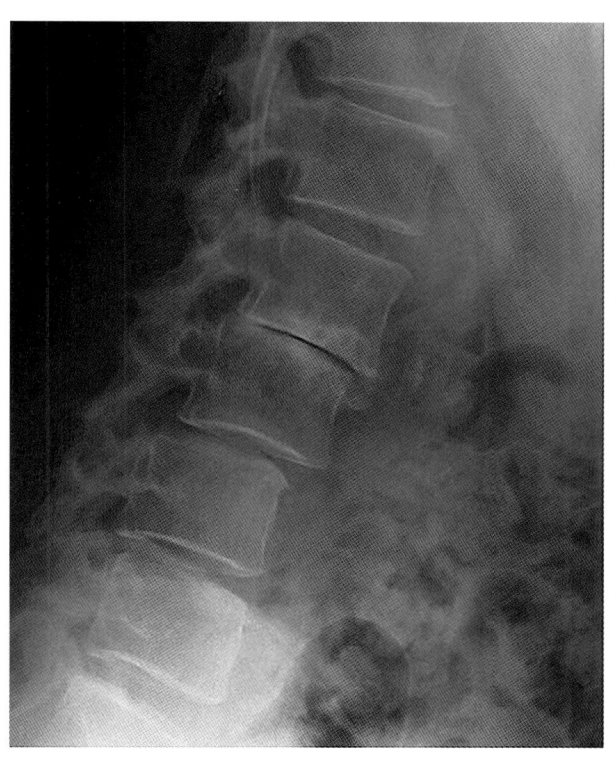

図33　全身性エリテマトーデスに合併した脊椎関節炎（症例20）
- 腰椎椎体椎間板炎の初期像である。
- 第2/3腰椎椎間板の狭小化と椎体終板の硬化像がみられる。
- インフリキシマブにて症状は改善した。

の他，四肢・体幹・前胸部の多発性付着部炎を確認し，仙腸関節の病変も確認されたので，多発関節炎に対しては脊椎関節炎と診断を変更した。脊椎症状に対しては硬性コルセットの装着を行った。3ヵ月後，脊椎関節炎に対してインフリキシマブの投与を開始した。疼痛は徐々に軽減し，家事も可能となり，硬性コルセットを外すこともできるようになった。

2. シェーグレン症候群の合併

脊椎関節炎にはシェーグレン症候群が合併することはよく知られており，Brandt らは脊椎関節炎患者の7.6％にシェーグレン症候群の合併がみられたと報告している[29]。

症例呈示

【症例21】75歳　女性
【主訴】多発関節痛
【既往歴】帯状疱疹
【家族歴】特記すべきことはない
【経過】1996年3月から右肩痛，両足関節痛，および腰痛が出現した。6月当科を初診した。初診時，多発性付着部炎が顕著であった。しかし，関節痛以外に口腔，眼球の乾燥症状がみられたので，耳鼻咽喉科と眼科に紹介した。耳鼻咽喉科では唾液腺造影にて，apple tree appearance が認められ，眼科ではシルマーテストが陽性のほか，乾燥性角結膜炎が認められた。1998年には左肩関節の腫脹もみられ，ステロイド剤の関節内注入を受けた。2007年，右膝蓋靱帯の腫脹がみられ，疼痛時には跛行も出現した。現在，NSAIDのほか，サリグレン®，フォサマック®などの投与を行っている。
【検査所見】1996年初診時リウマトイド因子は陽性。抗核抗体は nucleolar が1280倍であった。2005年の唾液腺MRI検査では耳下腺，顎下腺ともにT1強調像で高信号がみられ，T2強調像では点状高信号がみられた。シェーグレン症候群のステージ3の典型像であった。2008年1月の検査では抗SS-A抗体は404U/ml，抗SS-B抗体は500 U/ml以上であった。

3. 抗リン脂質抗体症候群の合併

抗リン脂質抗体症候群はループス・アンチコアグラントあるいは，抗カルジ

オリピン抗体などの抗リン脂質抗体が陽性で心筋梗塞，脳梗塞などの臓器梗塞のほか，深部静脈血栓症などを生じ，とくに全身性エリテマトーデスあるいはシェーグレン症候群に合併することはよく知られている。

Juanolaらの報告では脊椎関節炎症例で，抗カルジオリピンIgG抗体を有する頻度は29％であった[30]。また，強直性脊椎炎84例中2例に抗リン脂質抗体症候群がみられたとの報告もある[31]。本邦では脊椎関節炎自体の注目度が低いため，症例報告および調査報告はない。

症例呈示

脊椎関節炎に抗リン脂質抗体症候群を合併した症例報告は少ない。筆者が経験した症例を示す。

【症例22】76歳　男性
【既往歴】【家族歴】特記すべきことはない
【経過】1991年より上肢痛が出現し，同年8月当科を初診した。1994年には項背部痛も出現し，1997年3月アメリカリウマチ学会線維筋痛症分類基準により，線維筋痛症と診断し，加療を行っていた。抗炎症剤およびトリプタノール®の投与により疼痛症状は軽減していたが，2001年4月に左眼の視力障害が出現し当院眼科を受診した。

蛍光眼底検査では網膜中心動脈分枝閉塞症が確認された。高圧酸素療法により左眼の視力は改善した。臨床検査では抗核抗体，抗DNA抗体，抗SS-A抗体および抗SS-B抗体は陰性であったが，抗β2GP1抗体1.2以下，ループスアンチコアグラント1.15，抗カルジオリピンIgG抗体は8以下，そして，抗カルジオリピンIgM抗体は2.2と陽性であった。線維筋痛症は結合組織病に類似した症状を示すことがあり，当時線維筋痛症にも抗リン脂質抗体症候群が合併する可能性があると考えていた。その後，左手指の腫脹が出現し，胸肋鎖骨部，脊椎棘突起にも圧痛を認めた。線維筋痛症から脊椎関節炎への診断の変更を余儀なくされた。

4. 皮膚型結節性多発性動脈炎の合併

皮膚型結節性多発性動脈炎および抗リン脂質抗体症候群を合併した症例を示す[32]。

強直性脊椎炎に結節性多発動脈炎を合併した第一例がBallら[33]により報告さ

れた。皮膚型結節性多発性動脈炎は腎臓など内蔵病変の合併が少なく，良性の経過をたどると考えられている。Chenによれば軽症型が多いが必ずしも良性あるいは皮膚に限局しているとは限らず，内臓病変にも注意が必要と報告している[34]。

症例呈示

【症例23】60歳　男性　会社員
【主訴】多発関節炎
【既往歴，家族歴】特記すべきことはなかった
【現病歴】1961年高校生時代バスケット部に所属し，腹筋運動により腰痛が高度となり，容易に立ち上がれないことがあった。
　1999年9月当科に紹介された。初診時の所見では左膝関節，左足関節の腫脹がみられ，両距骨下関節および仙腸関節の圧痛もみられた。両下腿に母指頭大暗赤色の硬結が認められた。
　2003年10月CRPが上昇し，疼痛症状が増悪した。同月，某大学を受診した。同病院で皮疹に対して生検を受けた。両膝から足部にかけて拇指頭大の圧痛のある紅色硬結と網状皮斑が多発していた。入院時検査所見ではCRP 8.20mg/dlと高値を示し，抗カルジオリピンβ2GP1抗体は2.8 U/ml，ループスアンチコアグラントは1.17であったが，抗カルジオリピンIgG 15 U/ml，と高値を認め，抗リン脂質抗体が陽性であった。その他，HLA-A24, B35, B48, C3が陽性であった。
【皮膚病理所見】
　膝関節の皮膚生検では結節性多発性動脈炎と診断された。
【画像所見】X線正面像では仙腸関節には軽度の骨硬化が認められ，両足部X線所見では両足部斜位像で足根骨の癒合がみられる。仙腸関節のCT像で軽度の仙腸関節炎がみられた。

5. 強皮症

　強皮症を合併する症例も時にみられる。最初の症例はCREST症候群を合併していた。

症例呈示

【症例24】62歳　女性
【主訴】広範囲疼痛
【既往歴，家族歴】特記すべきことはなかった
【経過】2003年項背部，上肢痛が出現した．2005年側腹部痛があり，当科を受診した．多発性付着部炎のほかレイノー現象，胸焼けもみられた．検査所見では抗セントロメア抗体が73.0と陽性，抗Scl-70抗体は陰性であった．皮膚生検では表皮の萎縮，真皮の肥厚，汗腺，毛包の萎縮消失がみられた．

現在，関節炎症状に対してはプレドニゾロン，サラゾスルファピリジンを投与している．

軽症の強皮症を合併した例をもう1例示す．
【症例25】65歳　女性　主婦
【既往歴，家族歴】特記すべきことはなかった
【現病歴】20代の頃から腰痛が出現した．1980年頃から頭痛，上腹部痛が出現，北陸地方の総合病院にて，加療されていた．精査を求めて当院膠原病内科に紹介された．入院し，精査を受け，軽度の強皮症と診断された．しかし，主症状は広範囲の全身疼痛であり，筆者が診察した．
【入院時所見】両手指にはsclerodermaがみられ，レイノー現象も認められた．皮膚生検では強皮症に矛盾しないという病理検査の報告であった．

一方，両距骨下関節，両アキレス腱，両膝蓋靱帯，両胸鎖関節，胸肋関節，両肩関節，脊椎棘突起，仙腸関節に圧痛を認め，時にアキレス腱周囲の腫脹がみられた．エリクセンテストは陽性．ショーバーテストも陽性．一方，線維筋痛症の圧痛点（アメリカリウマチ学会分類基準）は18ヵ所に疼痛がみられ，仙腸関節のCTスキャンでは関節裂隙の狭小化は認められたが，仙腸関節炎としての所見は顕著ではなかった．右足根部のMRIでは，右に優位の関節液貯留を認め，アキレス腱に軽度の信号上昇を認めた．

検査所見ではCRPはほとんど基準値内であったが，ときに1.33mg/dlという若干高値も認めた．MMP-3が152ng/mlと高値を示していた．そのほか，抗セントロメア抗体が陽性．HLA-A2，A26，B60，B61，DR4，DR12であった．

その他の合併症

1. 肺合併症

　1941年に関節外症状として肺の上葉における線維化が発表され，男性に合併することが多く，約2,000人の強直性脊椎炎患者の1.3％にみられたと報告されている。最近では，高分解能CT（high resolution computed tomography：HRCT）で検査すると，強直性脊椎炎の50〜85％に異常がみつかるといわれている[35]。筆者は下肺野に出現した間質性肺炎の症例を経験した。急性期には呼吸器科専門医の治療が必要となるが，病状が落ち着くことも多い。禁煙の指導は厳重にすべきである。

症例呈示

【症例26】男性　62歳
【主訴】多発関節炎
【既往歴】腹部大動脈瘤手術
【家族歴】父，関節リウマチ
【経過】30歳頃から軽度の腰痛が出現した。2006年2月右手指の疼痛が出現し，続いて，左手指痛，左肩関節痛，左膝関節痛が出現した。近医で関節リウマチ

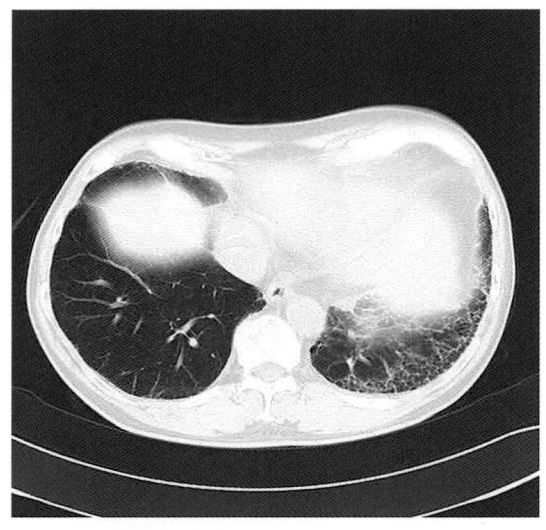

図34　間質性肺炎（症例26）
●間質性肺炎を合併した症例。
●蜂窩状肺が認められる。

として加療されていたが，同年7月当科を初診した。左膝関節の腫脹と疼痛，水腫が顕著であり，四肢・体幹の多発性付着部炎が高度であった。X線所見では腰椎に靱帯棘がみられ，仙腸関節は改正ニューヨーク診断基準で両側2度であった。胸部の聴診では背部でベルクロラ音が聴取された。検査所見ではRF 12 IU/ml，CRP 4.34 mg/dl，MMP-3は328 ng/ml，KL-6は411 U/ml，抗CCP抗体は100 U/ml以上であり，一部に高値を認めた。現在，NSAIDとプレドニゾロンで経過をみている。
【CT像】明確な蜂窩状肺がみられる（図34）。

2. ぶどう膜炎

　強直性脊椎炎にはぶどう膜炎が合併することはよく知られており，欧米ではHLA-B27との関連性が強く指摘されている。Sampaio-Barrosらは350名の脊椎関節炎について，ぶどう膜炎に関する調査を行った。その内訳は強直性脊椎炎が207名，未分化型脊椎関節炎80名，乾癬性関節炎が63名であった。強直性脊椎炎患者のうち30名（14.5％）は55回のacute anterior uveitisのエピソードがあり，また，未分化型脊椎関節炎では7例（8.8％）に13回のacute anterior uveitisがあった[36]。

症例呈示

【症例27】17歳　男子高校生
【主訴】眼がぼやける感じ
【既往歴】【家族歴】特記すべきことはなかった
【経過】2007年11月から両眼がぼやける感じが出現した。当院眼科を受診した。両眼とも前房内に炎症を認め，前房内細胞の増多，左眼は角膜混濁が認められた。眼科的処置により両ぶどう膜炎の症状は軽快した。一方，強直性脊椎炎が疑われ，当科を紹介された。疼痛症状はなく殿部の重い感じを認めるのみであった。多発性付着部炎の所見はみられなかったが，ショーバーテストは3.6 cmと中等度の制限を認めた。また，X線所見では改正ニューヨーク診断基準で3度に近い仙腸関節炎を認めた。現在，運動部に所属しているが，将来的に疼痛症状の増悪を回避する指導をしている。

3. 上強膜炎

　上強膜炎は関節リウマチ，全身性エリテマトーデス，ウェジナー肉芽腫などの結合組織病のほか，乾癬性関節炎，強直性脊椎炎でも合併することが報告されている。我々の施設でも3例の掌蹠膿疱症性骨関節炎に合併がみられている。全例とも発病から10年以上を経過していた。いずれの症例もステロイド剤の投与などにより改善した[37]。

症例呈示

【症例】50歳　男性　建築業
【主訴】胸鎖関節痛，腰痛
【既往歴】胃潰瘍，30歳左鎖骨骨折
【家族歴】特記すべきことはなかった
【経過】1972年に掌蹠膿疱症を発症した。1991年3月両胸鎖関節痛が出現した。この後1年間に4～5回，高度の疼痛発作が出現した。1992年3月，腰痛が出現し，当院を受診した。このころから前胸部の静脈の拡張が出現した。
【初診時現症】眼瞼結膜に貧血，眼球結膜に黄疸は認めず。表在リンパ節は触知しなかった。また心音は純で，呼吸音も正常であった。腹部に異常は認めな

【コラム】

疼痛を回避し，症状を悪化させない生活

　強直性脊椎炎など脊椎関節炎では殿部痛，腰痛，背部痛，などを避けるために，日常生活の注意事項が挙げられている。

　日常生活では次の点に注意する。急な動作，重量物の運搬，中腰の姿勢を避けることが大切である。また，長時間，同一姿勢をとらないなどの工夫も大切である。背中や首の筋肉に長時間負担を強いたり，長時間，前かがみになったり，曲げたりする動作は避ける。座っている時は，低く柔らかいソファーやいすに長時間座ることは避けるべきである。就寝時も柔らかいマットレスは避ける。

　一方，努力すべきことは，良い姿勢を保ちながら，適度な運動をすることである。深呼吸や，背骨を伸ばしたりするストレッチ運動は毎日行うことが勧められる。背中を伸ばすために部屋のコーナーで，立ったまま腕立て伏せをすることもよい。深呼吸を行って，胸の拡張を維持することも大切である。長時間，仕事をする場合は交互に立ったり座ったりの姿勢をとることが勧められる。休憩を取る時は2，3分背筋を伸ばして横になることもよい。

かった．四肢には浮腫等を認めなかったが，前胸部皮下静脈の拡張が顕著であった．両胸鎖関節の腫脹と圧痛が顕著であった．両胸鎖関節部には顕著な骨性膨隆がみられ，掌蹠膿疱症が顕著であった．腰部に圧痛がみられたが神経学的には異常はなかった．

【検査結果】HLAは，A2，A24，B52，B62，C7，DR2，DR8が陽性であった．免疫学的検査ではリウマトイド因子および抗核抗体は正常，しかし，抗リン脂質抗体が陽性であった．1999年6月血管造影で両側鎖骨下静脈の完全閉塞と側副血行路の増生が確認された．各種骨代謝マーカーではインタクトPTHが軽度高値を認めた以外には正常範囲であった．

【X線所見】両側胸肋鎖骨部，および，胸腰椎移行部側面像では前縦靭帯の骨化が顕著であった．一方，腰椎には軽度の圧迫骨折が確認されている．

【3DCT所見】胸鎖関節，胸腰椎移行部を中心にいちじるしい骨増殖がみられている．

【その後の治療経過】1996年2月，高度の関節炎症状に対して，サラゾスルファピリジンおよび，プレドニソロンの経口投与を開始した．1997年3月，上強膜炎が出現した．ステロイドの点眼薬投与により，上強膜炎は1ヵ月で改善した．

J 鑑別診断

1. 関節リウマチ

　脊椎関節炎は滑膜炎を生じている場合，関節リウマチと診断される場合が多い．とくに，手部の腫脹がみられ，ソーセージ様のびまん性の腫脹は関節リウマチと誤診されることがよくある．また，血清反応でリウマトイド因子が陽性である場合も関節リウマチとされることがある．健常人でもリウマトイド因子が数パーセントにみられることから，注意しなければならない．

　X線所見などから明らかに手部の骨破壊あるいは骨癒合がみられ，関節リウマチの確定診断がなされている場合も，仙腸関節炎が顕著であったり，脊椎の靭帯棘がみられる場合は合併例と考える．

2. 線維筋痛症

　線維筋痛症は四肢・体幹の広範囲に疼痛が出現する原因不明の疾患である．

診断にはアメリカリウマチ学会分類基準があり，全身広範囲の疼痛に加えて18ヵ所の圧痛点を診察し，疼痛を感じると診断される．他に疾患があっても線維筋痛症の診断を加えてよいとされている．本書の第Ⅶ章には線維筋痛症と脊椎関節炎，とくに多発性付着部炎との関係を述べているので，参照することをお勧めする．

3. リウマチ性多発筋痛症

　高齢者に発病する四肢・体幹の筋肉痛である．高熱とともに出現し，赤沈，あるいはCRPが異常高値を示す．診断基準では疼痛と年齢について規定がある．このような症例に対して，多発性付着部炎を見極めることが大切である．筋肉痛に加えてアキレス腱，あるいは膝蓋靱帯などに腫脹がみられる場合は脊椎関節炎も念頭において診断と治療を進める．

4. 回帰性リウマチ

　関節リウマチの診断基準に合致せず，時折，多発関節炎を生じることがあり，普段は関節炎症状がないものをいう．診断基準もあるが，かなりの症例で多発性付着部炎を認める．筆者の経験した回帰性リウマチの症例のうち，1例を除き，数年後にはほとんどの症例を脊椎関節炎あるいは強直性脊椎炎と診断を変更した．その1例を紹介する．

症例呈示

【症例29】68歳　男性　元会社役員
【主訴】多発関節痛
【既往歴】【家族歴】特記すべきことなし
【経過】1990年から多発関節痛が出現するようになった．関節炎発作は月に2回程度出現した．左膝関節痛が出現したという訴えで，1991年9月当科を受診した．尿酸は5.9mg/dl，CRP 0.86mg/dlであった．病歴から回帰性リウマチと診断し，ボルタレン®の投与を開始した．時に微熱が出現し，関節の疼痛は3日間で消失した．右足関節，時には両膝関節の腫脹も出現し，膝関節水腫もみられた．リウマトイド因子は常に陰性であった．
　1993年3月からアザルフィジンEN®の投与を開始した．同年10月からプレドニゾロンの投与を開始した．1994年3月から関節リウマチへの移行を想定し

て，シオゾール®の投与も開始した。同年3月には37℃の微熱が続き，穿刺した肘関節液は混濁していた。1998年，眼球の乾燥症状があり，眼科受診を行った。シルマーテスト陽性，右眼には表層角膜炎が認められた。しかし，抗SS-A抗体，抗SS-Bはともに陰性であった。その後，数年当科を受診していなかったが，2004年1月，当科を受診した。四肢・体幹には付着部炎を認めなかったが，ショーバーテストは0.9cmと高度に制限されており，頸椎のX線所見では椎間関節の癒合などが認められ，仙腸関節炎も高度であった。仙腸関節のCTでは癒合が認められた。その後，再び，ボルタレン®，アザルフィジンEN®，プレドニゾロンの投与を行い症状は軽減している。

【XP】頸椎の癒合がみられる。
【CT】両仙腸関節の癒合が認められる。
【検査所見】最近ではCRP 4.71mg/dl，MMP-3は288ng/ml，と高値を示し，HLA-B54が陽性であった。

5. 変形性関節症・脊椎症

　従来の整形外科診療では関節の変性疾患である，変形性関節症，変形性脊椎症は重要な疾患であり，手術対象となることが多く，整形外科医にとっては腕のふるいどころであるが，患者のX線所見から，関節症，あるいは脊椎症の所見がまったくないか，軽微であっても顕著な疼痛症状がみられる状況は少なくはない。使いすぎ，あるいは，加齢による疾患とも考えられず，また，検査所見でも炎症所見が無い場合，多発性付着部炎，あるいは脊椎関節炎を考えるきっかけになると思う。通常の画像所見に頼りすぎると診断を保留せざるをえなくなり，治療に行き着かない患者が非常に増加してしまう。

文　献

1）石橋　昭：掌蹠膿胞症および，その骨・関節炎．日本医事新報 3508：3-8, 1991.
2）Taylor W, Gladman D, Helliwell P, et al.: Classification criteria for psoriatic arthritis: development of new criteria from a large international study. Arthritis Rheum 54：2665-2673, 2006.
3）村田紀和：乾癬性関節炎の病態と治療：最新の知見．リウマチ科 38：446-452, 2007.
4）Heiberg MS, Koldingsnes W, Mikkelsen K, et al.: The comparative one-year performance of anti-tumor necrosis factor alpha drugs in patients with rheumatoid arthritis, psoriatic arthritis,

and ankylosing spondylitis : results from a longitudinal, observational, multicenter study. Arthritis Rheum 59 : 234-240, 2008.
5) Mease P, Goffe BS : Diagnosis and treatment of psoriatic arthritis. J Am Acad Dermatol 52 : 1-19, 2005.
6) Sonozaki H, Mitsui H, Miyabaga Y, et al. : Clinical feature of 53 cases with pustulotic arthro-osteitis. Ann Rheum Dis 40 : 547-553, 1981.
7) Saghafi M, Henderson MJ, Buchanan WW : Sternocostoclavicular hyperostosis. Semin Arthritis Rheum 22 : 215-223, 1993.
8) 浦野房三, 鈴木貞博, 石川 守, 他：抗リン脂質抗体症候群を合併した Pustulotic Arthro-osteitis の一症例. 中部リウマチ 32（2）： 131-132, 2001.
9) 浦野房三, 鈴木貞博, 石川 守, 他：両胸鎖関節強直により両肩関節部の引き上げ運動が困難となった掌蹠膿疱症性骨関節炎の症例. 中部リウマチ 30（2）： 143-144, 1999.
10) Rudwaleit M, Baeten D : Ankylosing spondylitis and bowel disease. Best. Pract. Res. Clin. Rheumatol 20 : 451-471, 2006.
11) Gérald HC, Branigan PJ, Schumacher HR Jr, et al. : Synovial Chlamydia trachomatis in patients with reactive arthritis／Reiter's syndrome are viable but show aberrant gene expression. J Rheumatol 25 : 734-742, 1998.
12) Rihl M, Köhler L, Klos A, et al. : Persistent infection of Chlamydia in reactive arthritis. Ann Rheum Dis 65 : 281-284, 2006.
13) 小林茂人, 鈴木信吾, 上田 晃：HLA-B27 陰性の reactive arthritis の 2 症例. リウマチ 39 : 11-16, 1999.
14) Siam AR, Hammoudeh M : Staphylococcus aureus triggered reactive arthritis. Ann Rheum Dis 54 : 131-133, 1995.
15) Aviles RJ, Ramakrishna G, Mohr DN, et al. : Poststreptococcal reactive arthritis in adults : a case series. Mayo Clin. Proc 75 : 144-147, 2000.
16) Gutierrez-ureña S, Molina J, Molina JF, et al. : Poststreptococcal reactive arthritis, clinical course, and outcome in 6 adult patients. J Rheumatol 22 : 1710-1713, 1995.
17) Söderlin MK, Alasaarela E, Hakala M : Reactive arthritis induced by Clostridium difficile enteritis as a complication of Helicobacter pylori eradication. Clin Rheumatol 18 : 337-338, 1999.
18) 相野谷慶子, 友部光朗, 佐藤 健, 他：BCG 膀胱内注入療法により生じたライター症候群の 2 例. BCG／BRM 療法研究会誌 24 : 61-65, 2000.
19) Torisu M, Miyahara T, Shinohara N, et al. : A new side effect of BCG immunotherapy. BCG induced arthritis in man. Cancer Immunol Immunother 5 : 77-83, 1978.
20) 八田和大：反応性関節炎. リウマチ科 38 : 341-346, 2007.
21) Lambert RG, Dhillon SS, Jhangri GS, et al. : High prevalence of symptomatic enthesopathy of the shoulder in ankylosing spondylitis : deltoid origin involvement constitutes a hallmark of disease. Arthritis Rheum 51 : 681-690, 2004.
22) Pacheco-Tena C, Londono JD, Cazarin-Barrientos J, et al. : Development of a radiographic index to assess the tarsal involvement in patients with spondyloarthropathies. Ann Rheuma Dis 61 : 330-334, 2002.
23) McGonagle D, Gibbon W, O'Conner P, et al. : Characteristic magnetic resonance imaging

entheseal changes of knee synovitis in spondylarthropathy. Arthritis Rheum 41 : 694-700, 1998.
24) Dougados M, van der Linden S, Juhlin R, et al.: The European Spondylarthropathy Study Group preliminary criteria for the classification of spondylarthropathy. Arthritis Rheum 34 : 1218-1227, 1991.
25) Taylor W, Gladman D, Helliwell P, et al.: Classification criteria for psoriatic arthritis : development of new criteri from a large international study. Arthritis Rheum 54 : 2665-2673, 2006.
26) Olivieri I, Padula A, Scarano E, et al.: Dactylitis or "sausage-shaped" digit. J Rheumatol 34 : 1217-1222, 2007.
27) Donnelly S, Doyle DV, Denton A, et al.: Bone mineral density and vertebral compression fracture rates in ankylosing spondylitis. Ann Rheum Dis 53 : 117-121, 1994.
28) Bessant R, Harris C, Keat A : Audit of the diagnosis, assessment, and treatment of osteoporosis in patients with ankylosing spondylitis. J Rheumatol 30 : 779-782, 2003.
29) Brandt J, Rudwaleit M, Eggens U, et al.: Increased frequency of Sjögren's syndrome in patients with spondyloarthropathy. J Rheumatol 25 : 718-724, 1998.
30) Juanola X, Mateo L, Domenech P, et al.: Prevalence of antiphospholipid antibodies in patients with ankylosing spondylitis. J Rheumatol 22 : 1891-1893. 1995.
31) Mateo L, Juanola X, Nolla JM, et al.: Antiphospholipid syndrome in patients with ankylosing spondylitis. J Rheumatol 20 : 1451-1452, 1993.
32) 浦野房三，小野静一，松井俊通，他：皮膚型結節性多発動脈炎を合併した脊椎関節炎の症例．日本脊椎関節炎研究会誌 1 号（印刷中）
33) Ball GV, Hathaway B : Ankylosing spondylitis with widespread arteritis. Arthritis Rheum 9 : 737-745, 1966.
34) Chen KR : Cutaneous polyarteritis nodosa : a clinical and histopathological study of 20 cases. J Dermatol 16 : 429-442, 1989.
35) Francisco P, Quismorio FP Jr : Pulmonary involvement in ankylosing spondylitis. Curr Opin Pulm Med 12 : 342-345, 2006.
36) Sampaio-Barros PD, Conde RA, Bonfiglioli R, et al.: Characterization and outcome of uveitis in 350 patients with spondyloarthropathies. Rheumatol Int 26 : 1143-1146, 2006.
37) Ikegawa S, Urano F, Suzuki S, et al.: Three cases of pustulotic arthro-osteitis associated with episcleritis. J Am Acad Dermatol 41 : 845-846, 1999.

第V章

治 療

A 脊椎関節炎の薬物療法

脊椎関節炎の診断は治療にとって重要なことはいうまでもないが，十分な診断技術がないと治療も不完全となり，患者には相当な苦痛と忍耐を強いることになる．薬物療法の重要事項を以下に記した．投与される薬剤は関節リウマチの治療薬剤と似ている．

薬物の種類によって次のように第1段階から第5段階まで振り分けてみた．疼痛症状が十分に改善できない場合は上の段階の薬剤を追加してゆくことになる．それぞれの段階において薬物の副作用の問題を患者と考え，良好なコミュニケーションを取りながら進めてゆくことが大切である．

B 抗炎症剤

まず，第一段階では主に抗炎症剤が使われる．抗炎症剤ではクリノリル®，ナイキサン®，オステラック®，ロキソニン®，ランツジール®，インフリーS®，ボルタレン®など通常の服用量で投与される．症状が軽い場合は頓用で内服することもよい．疼痛症状は1日のなかでも変動がいちじるしい患者もいる．また，気候，あるいは月経周期によっても疼痛レベルは変動する．関節リウマチでは一般に午前中こわばりが強く，午後になると楽になるとよくいわれているが，脊椎関節炎では必ずしもそうではなく，訴えが夜間に強くなったり，激烈な疼痛症状が時として出現することもある．また，変形性関節症，あるいは変形性脊椎症のような運動時に疼痛が増強するということは脊椎関節炎では激しい運動以外ではおきず，軽い運動（コラム参照，74頁）で楽になることがある．診察室では患者の疼痛レベルを評価できるようにVAS（Visual analog scale）を使って毎回の評価をするとよい．簡便なVAS測定の定規もあるので利用しよう．また，VASが使用しにくい状況ではNRS（Numerical Rating Scale）あるいはface scaleでもよい．疼痛を計量的に判断するために完全なものは求めにくいが，なんらかの尺度は是非必要と考える．

そのほかボルタレンサポ®（25mg, 50mg），インテバン坐剤®（25mg, 50mg），エパテック坐剤®（50mg, 75mg）などを頓用で使用できるように患者教育も大切である．なかには湿布，あるいは軟膏などを併用することも1つの方法である．アドフィード®，セルタッチ®，モーラス®，ボルタレンテープ®，セクタ

ーゲル®，ファルネラートゲル®などは患者の心理的なケアに類似した療法だが，湿布には民間療法的な親しみがあるようだ。かなりの患者はこの段階で疼痛がコントロールされる。

　日常診療のなかで初診患者が通常の抗炎症剤が効かないと訴えるケースによく遭遇する。これは診断がついていないために，患者が自分の病状に対して精神的な不安定感があることが多い。X線所見あるいは理学所見で脊椎関節炎の診断をつけ，病気の成り立ちを丁寧に説明することによって，患者が自分の病状を理解し，治療に対しても積極的な意識が形成される。数週間の外来診療によって予想以上に疼痛が軽減されることがある。

　いずれにしても自信を持って診断を下すこと，また，患者にも理解出来るように説明することが非常に大切である。

　最近は副作用の説明にもしっかりと耳を傾ける患者が増え，また，そのような説明を求める患者が多くなってきた。抗炎症剤は胃腸障害を生じることが多いので，必ずその説明をしたほうがよいと考える。とくに疼痛症状に対してボルタレン®は効果的であり，切れ味もよいが消化性潰瘍は確かに多い。H2ブロッカーなどを併用する必要性は高い。近年，欧米を中心に胃腸障害の少ないCOX2阻害薬が発売されてきた[1]。日本でもハイペン®，モービック®などがあるが，2007年にようやく日本でもセレコックス®が発売された。胃腸障害が予測される場合はCOX2阻害薬であるハイペン®，セレコックス®などが勧められる。

　実はこのCOX2の薬剤には抗血栓作用が少ないため，心筋梗塞や脳梗塞を起こす例が若干みられるという報告があり，日本での発売が欧米に比べて10年近く遅くなった。治療の効果が危険性を上回る場合には投与されてもよいという判断から，発売されるようになった。2008年4月からは長期投与が可能となった。いずれにしても，心筋梗塞や脳梗塞を起こしやすい状態にある患者には注意して投与されるべきである。

　疼痛を訴える外来患者に対する薬物療法は通常，以上のような対応で，ある程度までは改善できるが，通常の非ステロイド性抗炎症剤（NSAID）のみでは急性の疼痛に対しては対処が困難な例によく遭遇する。脊椎関節炎の疼痛症状は1日のなかでも変動があり，早朝痛くて眼が覚めたという例から，午後になると疼痛が増す例，疼痛性ショックで意識レベルが低くなる例など極めてさまざまである。筆者の経験では毎晩，疼痛性ショックで意識レベルが低下した症

例もある。関節リウマチに比してどうかという質問をされることがあるが，少数ではあるが，関節リウマチの疼痛を遙かに超えている症例もある。出産より痛いとか，背中が痛くて救急車のなかで仰向けになれなかったので腹臥位にさせてもらったという例もある。

C ステロイド剤

　高度の疼痛症状はこのような通常の抗炎症剤では改善しないことがあり，その症状を改善させるために第二段階としてステロイド剤を投与せざるを得ない状況が出現する。急性疼痛症状にはステロイド剤の点滴静注，とくにリメタゾン®の静脈注射も効果的である。また，関節注射も行われる。一般的にはプレドニゾロンの内服症例が多い。内服量は3mg/日程度の低量から時には15mg/日以上も必要な場合がある。急性疼痛症状で受診した患者にはプレドニゾロン20mg程度の点滴静注が奏功する場合が多い。疼痛症状が高度の割には検査データが正常であることも多く，CRPがまったく正常なので，ステロイドを投与することに躊躇する医師も多い。しかし，患者の訴えを真摯に聞くことが肝要である。検査データのみが判断の基準ではない。疼痛の評価を十分に行うことにより，適切な治療ができる[2]。

　そこでよく問題になることであるが，症状がある程度改善してきた場合，ステロイド剤の減量である。関節リウマチではプレドニゾロンを月に1mg/日程度毎の減量がすすめられるが，脊椎関節炎では患者の状態により，より大幅な減量が可能である。疼痛症状の増悪により15mg/日の投与を行っていた症例でも疼痛症状の改善が十分であれば，数日後，あるいは数週後に2.5mg/日～5mg/日ずつの減量が可能となる。

　その後は5mg/日～2.5mg/日，そして，offというように進むことが理想だが，実際には5mg/日から後は慎重にした方がよい。プレドニゾロン1mg錠を利用して，4mg/日ないし3mg/日ということも可能である。また，患者の理解に応じて，調子のよいときは2mg/日など，本人の状態に合わせて，プレドニゾロンの量に幅を持たせるのも1つの方法である。

　また，プレドニゾロン1mg錠を投与している場合は，2ないし3回の分服も可能である。症状の改善がいちじるしければ，ある程度大幅な減量でも問題は少ない。

完全にoffにするのが理想であるが，これは症状により判断すべきである。

症例呈示

【症例30】男性　91歳
【既往歴】【家族歴】特記すべきことはなかった
【現病歴】1990年代（70歳代）に全身広範囲疼痛と発熱が出現した。筋肉痛とCRPが高値のため，リウマチ性多発筋痛症と診断し，入院加療を行い，ステロイド剤の投与を行った。その後，脊椎関節炎と診断を変更した。現在，ハイペン®1錠とプレドニゾロンを1ないし2mg/日服用しており，調子のよいときは農業も行っている。

　薬の量は患者の状態を把握しながら決めることになる。ステロイドの増量と減量に関してもきめ細かな対話，コミュニケーションが必要である。また，患者のVAS評価がここでも重要なウエイトを占めてくる。
　疼痛症状が遷延してVASが70～80以上が続く症例では入院加療も必要となる。関節腫脹がいちじるしい症例にもよく遭遇する。この場合関節内注射も通常行われる。デポメドロール®，トリアムシノロン®などを関節穿刺針から注入する[1]。

激烈な背部痛のため臥床が出来なかった乾癬性関節炎の症例

【症例31】52歳　女性
【主訴】背部痛
【既往歴】【家族歴】特記すべきことはなかった
【現病歴】以前よりアキレス腱痛など四肢痛，時には胸部痛が出現した。2001年9月，急性背部痛のため救急車のベッドに仰向けになることができず，腹臥位で受診した。筆者にとっては初診患者であったが，以前の病歴をみると，アキレス腱炎，あるいは胸部痛があった。四肢・体幹の付着部を押すとまさにジャンピングサインが出るほどの圧痛がみられた。プレドニゾロン20mgの点滴静注で翌朝には疼痛はVAS 60程度となり，数日後にはVAS 40となり，退院した。爪の変形に関して皮膚科紹介を行ったところ，乾癬であることが判明した。まさに乾癬性関節炎であった。現在も外来に通院加療中である。

D 抗リウマチ薬

　まず，抗リウマチ薬のサラゾスルファピリジン（アザルフィジンEN®，サラゾピリン®）が挙げられる。従来，潰瘍性大腸炎に投与されていた薬剤である。即効性はないが，比較的早期の症例，赤沈の亢進している症例，末梢関節炎症状に対して効果があると言われ[3]，非常によく投与されている。日本では関節リウマチに対して500mg/日～1,000mg/日まで投与されているが，脊椎関節炎ではこの用量では不十分であることが多い。1,500mg/日ないし2,000mg/日程度まで必要な場合が多い。欧米では最大3,000mg/日まで投与されている[4]。効果は遅効性であるので，患者には効果発現までには3ヵ月程度かかる場合が多いと伝えておく必要がある。しかし，軸性未分化型脊椎関節炎の症例にはまったく効果がないかというと必ずしもそうではなく，効果がみられる症例もある。症例によっては著効することもあり，抗炎症剤だけでは効果がみられない症例には一度は試みる必要がある。副作用は比較的軽微なものが多い。皮疹，あるいは時に白血球減少などがみられることがあるが，減量，あるいは中止によってほとんど回復する。投与早期には定期的に血液検査をすることが勧められる。

　薬剤のサイズが大きく，女性などでは飲みにくいという指摘もある。また，比較的安全な薬剤であるが，高齢者などに投与するには副作用が心配であるという場合には250mgという低量でサイズの小さな錠剤もあるので利用することも1つの方法である。

E 免疫抑制剤

　第四段階としては免疫抑制剤であり，代表格はメトトレキサート（リウマトレックス®）であろう。欧米では脊椎関節炎に対して1990年代から使用されており，当時から効果が確認されていた[5]。我が国では関節リウマチの治療薬として週に1～4カプセルまで投与されている。脊椎関節炎にも効果が認められており，欧米では関節リウマチと同等に基本の薬剤としての地位を占めている。報告によると53％に効果がみられ，BASDAI，BASFIがよくなり，全般的に体調が改善したという[6]。効果は期待できるにしても副作用の問題が看過できないと考える専門医は多い。白血球減少など骨髄抑制，間質性肺炎，肝障害はメトトレキサートの副作用としてよく挙げられるものである。脊椎関節炎でも間

質性肺炎は時にみられる合併症であるので，投与前には肺合併症については評価しておくことが望まれる．メトトレキサートの投与前には胸部X線写真の撮影を行い，常時聴診をすべきであろう．

また，乾癬性関節炎では乾癬に効果があるといわれるシクロスポリン（ネオーラル®）が投与される．通常，乾癬の皮疹に対して使用されるが，関節症状にも効果がある．用量についてはトラフ値を計りながら投与すると副作用の頻度を低くすることが出来る．通常150mg/日程度からはじめるとよい．トラフ値は200mgを超えないようにする．

F 脊椎関節炎に対する生物学的製剤

近年，関節リウマチに対して生物学的製剤が投与されるようになり，リウマチ患者に対しては画期的な治療薬として位置づけられ，欧米のみならず，アジア諸国でも投与されている[8]．抗サイトカイン療法ともいわれ，近年のハイテク技術の賜物である．TNF α を選択的に阻害することにより病状の改善をもたらす生物学的製剤は，脊椎関節炎に対しても欧米ではかなりの症例に使われており，多くの治療成績が発表されている[9,10]．我が国でも治療が試みられるようになってきたが，この疾患に対して保険適応がなく，医療制度上は，まだ自由に投与できる段階とは言い難い．この疾患に対して投与されている施設は非常に少ない状況である．

腫瘍壊死因子（TNF）は，血液中のマクロファージやリンパ球から分泌され，炎症を起こすサイトカインの一種であり，脊椎関節炎では病態の基本となる付着部炎の際には腱・靱帯の付着部にマクロファージが集簇すると報告されている[11]．インフリキシマブ（レミケード®）はヒトとマウスのキメラモノクローナル抗体である．インフリキシマブに対する抗体が産生されて効果の減弱が起こるのを防ぐため，メトトレキサート（リウマトレックス®）の内服を行う必要がある．方法は点滴静注で投与する．エタネルセプト（エンブレル®）は完全ヒト型可溶性TNF α/LT α レセプター製剤である．完全ヒト型の製剤であるため，メトトレキサートを一緒に使う必要がない．アレルギー反応が起こりにくいという利点がある．皮下注射でよいので，患者が自己注射を行うことが可能である．腎障害があり，メトトレキサートが使えない症例，あるいは間質性肺炎がある症例などにとっては有用である．

関節リウマチには90％程度の患者に効果があるが，脊椎関節炎に対する有効率は60％程度といわれている．欧米でもこの薬剤による治療は抗リウマチ薬あるいは免疫抑制剤の効果がない症例に対して使われている．エンブレル®の治療効果については40名の活動性のある強直性脊椎炎に対して投与され，80％に効果をみたと報告されている[12]．しかし，薬剤の価格が非常に高額であり，医療経済学上，今後の重要な問題である．

　そのほか，サイトカイン療法では完全ヒト型抗TNFα抗体のアダリムマブ（ヒューメラ®），抗ヒトIL-6レセプターモノクローナル抗体のトシリズマブ（アクテムラ®）なども発売になった．いずれも脊椎関節炎に対して効果が期待されている．アダリムマブも自己注射ができる．

　とくに筆者の経験した症例を示す．

　2005年からの約2年間に脊椎関節炎に対して，TNF阻害薬の治療を10数例に行った．その経験を紹介したいと思う．治療基準と調査対象はNSAID，少量ステロイド剤，サラゾスルファピリジン，メトトレキサートなどで十分なコントロールができなかった症例に対して生物学的製剤を投与した．投与量，投与間隔は関節リウマチ患者に準じて施行した．投与した脊椎関節炎症例は16例（のべ19例，レミケード®11例，エンブレル®8例）である．評価方法は主に自覚症状，VAS（Visual Analogue Scale）であり，2例に対してはBASDAI（Bath Ankylosing Spondylitis Disease Activity Index）を使用した．

　TNF阻害薬投与前と改善時のVAS変化については図35に示してある．TNF

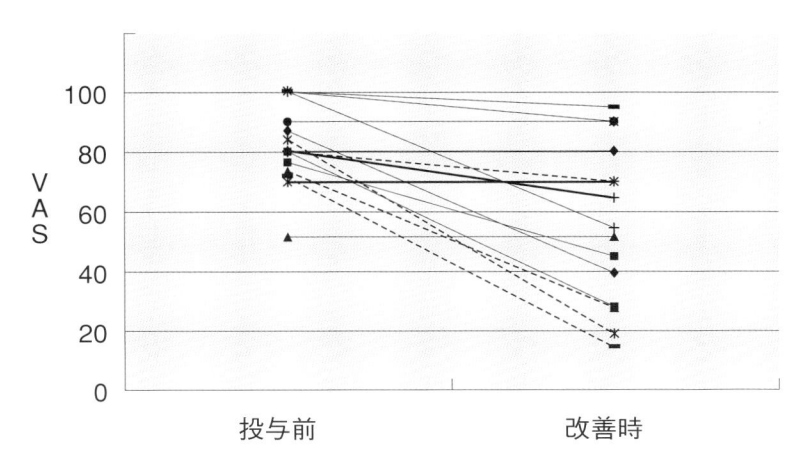

図35　生物学的製剤投与前と改善時のVAS変化
　　15例中7例が効果を認めた．

投与後のVAS変化からレミケード®は11例中，著効1例，有効3例，無効7例であった。有効例の効果減弱は2例にみられた。一方，エンブレル®は8例中，著効1例，有効4例，無効3例であった。有効率はレミケード®36.3％，エンブレル®62.5％であった。脊椎関節炎患者に対するTNF阻害薬の投与効果は著効から無効まで，個人差が非常に大きく，有効症例においては効果発現が早期に認められることが多かった。薬剤の効果判定は赤沈，CRPでは不十分な症例が多く，BASDAI，BASFI，ASASなどによる判定を取り入れるべきであろう。TNF阻害薬は現在，関節リウマチには保険適応が認められているが，脊椎関節炎には保険適応がなく，薬剤の投与量，あるいは投与間隔の短縮などで効果が飛躍的に伸びる可能性がある。とくにレミケード®は現在，日本では関節リウマチに対して保険適応があるが，その投与量は3mg/kgであり，脊椎関節炎に対しては効果が十分に現れない症例が過半数である。欧米並みに5mg/kgの投与[9]ができることを期待したい。

カナダでは脊椎関節炎に対して，レミケード®の投与を行ったところMMP-3，MMP-1が改善したという報告がある[14]。一方，関節リウマチおよび脊椎関節炎患者に投与したところ抗核抗体の陽性が出現する頻度が増大したという報告がある。全身性エリテマトーデスなどを発病した症例はないが，膠原病の発病なども潜在する可能性も排除できないので経過観察を厳重にすべきである[14]。

レミケード®投与により症状の改善がみられた症例

【症例32】55歳　女性
【主訴】多発関節痛
【既往歴】3回流産
【家族歴】特記すべきことなし。
【現病歴と経過】1978年4月腰痛が出現した。夜間には腰椎の前屈が困難であった。5月には両膝痛が出現し，正座で膝蓋靭帯の疼痛が増強した。両膝関節水腫の出現などにより関節リウマチと診断された。両膝の腫脹は改善せず，屈曲拘縮が進行した。1982年両足関節の尖足拘縮が進行し，歩行困難の状態になった。1987年11月当科を紹介された。1989年下腿に潰瘍を生じることが多くなった。1996年背部痛と胸部痛が出現した。2000年脊椎関節炎と診断した。この頃，鎖骨および胸鎖関節の疼痛と圧痛がみられた。

2001年12月からアザルフィジンEN®を一時投与したが嘔気などで中止。

2005年12月胸痛，背部痛が増強した。2006年2月疼痛症状が高度のため入院。4月よりリウマトレックス®とレミケード®100mgの投与を開始した。疼痛は徐々に改善し，それまで頻繁に出現していた殿部膿瘍も出現しなくなった。

エンブレル®により症状の改善がみられた症例

【症例33】58歳　女性
【主訴】背部痛
【既往歴】掌蹠膿疱症
【家族歴】長男が未分化型脊椎関節炎
【経過】1985年3月に右胸部痛が出現した。1986年には雪かきの後，腰痛が出現した。1986年9月には誘因なく右殿部痛が出現した。以後腰痛が続き月1回程度の通院を行っていた。同年12月には両手掌に掌蹠膿疱症が出現したが，2週間で消失した。以後，掌蹠膿疱症性骨関節炎として加療を行った。1990年9月には椎体生検を行ったが，脊椎カリエスなどの所見はなく，慢性炎症像が認められた。

　その後，腰背痛が高度な時期もあったが，入院加療を行うことはなかった。1991年2月には軟性コルセットを装着した。1992年3月にはアザルフィジンEN®の投与を開始した。1998年2月にはフレームコルセットを装着した。2002年10月には腰背部痛が増強し，プレドニゾロンの投与を開始した。第11/12胸椎間のびらんの進行がみられた。12月リウマトレックス®の投与を開始した。2005年10月腰背部の疼痛が増強し，疼痛時は歩行が極めて制限された。2006年5月15日からエンブレル®の投与を開始した。投与開始後，腰背部のこわばり感は軽減し，歩行能力も容易となった。CRPなど炎症所見も改善した。2007年9月には疼痛VASは10%以下に改善した。
【X線写真】2006年12月には腰椎椎体椎間板炎がみられていたが，2007年4月には骨改変が起こり骨癒合が始まっている（図36）。
【エンブレル®投与後のCRP,VAS,BASDAIの変化】（図37）
【この症例に関する考察】
　脊椎関節炎では時に椎体椎間板炎を生じることがある[15]。この症例は20年近く前から椎体椎間板炎を生じている。このような状況に対しても生物学的製剤の効果が認められた。

投与前　　　　　　　　　　　投与後約1年

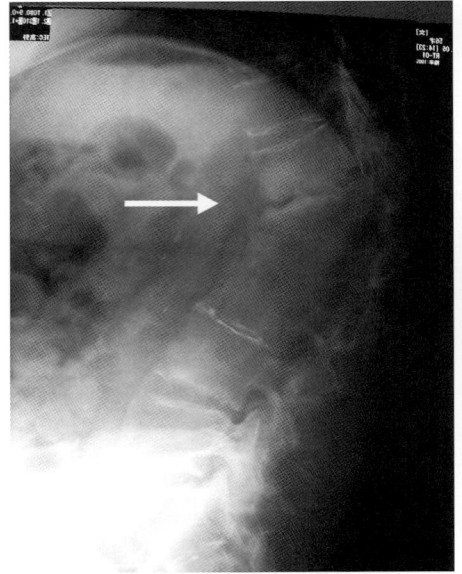

2005年12月腰椎側面像　　　　2007年4月腰椎側面像
椎体椎間板炎がみられる。　　　骨癒合が始まっている。

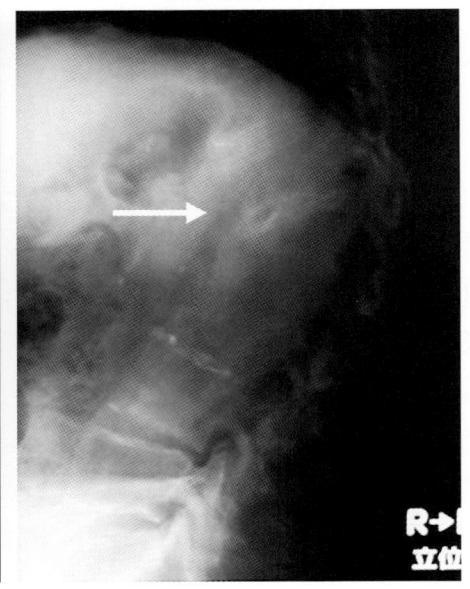

図36　腰椎X線側面像の変化

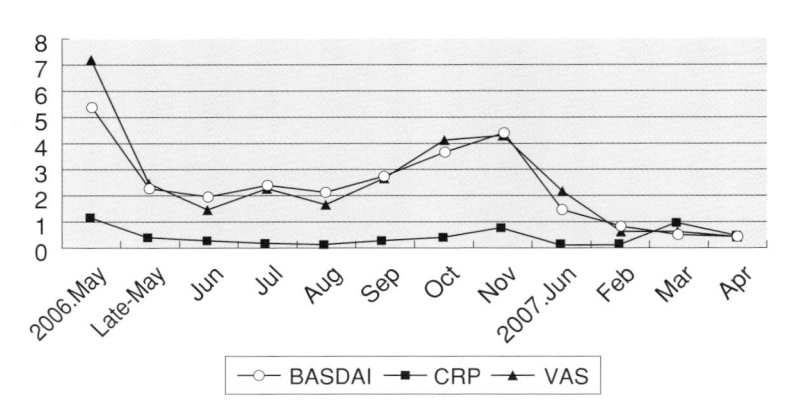

図37　エンブレル® 投与によるVAS，BASDAI，CRPの変化
　　　　58歳　女性

G その他の薬物療法

　線維筋痛症を合併している場合が多いので，抗うつ剤の投与を試みることもある．少量のアミトリプチリン（トリプタノール®）で疼痛，疲労感は好転し

なかったが，睡眠，BASDAIは有意に改善したという報告がある[16]。しかし，効果が十分でない場合は漫然と投与されるべきではない。

また，高度の疼痛症状の際にはワクシニアウイルス接種家兎炎症皮膚抽出液（ノイロトロピン®）の注射液も効果がみられる。生理的食塩水に1筒（3.6単位）ないし2筒（7.2単位）を混じて点滴静注すると相当の効果がみられる。プレドニゾロンなどと一緒に点滴静注することも効果的である。

その他，関節リウマチに対する治療に類似した治療方法がとられることが多いが，通常の薬物療法で疼痛除去が困難な場合にも遭遇する。投与しやすい方法としては抗生物質のなかで，効果が確認されているものがある。一般にマクロライド系が奏功するといわれているが，ミノサイクリン（ミノマイシン®）あるいはクラリスロマイシン（クラリシッド®，クラリス®）の効果がみられることがある。

また，骨代謝をコントロールする薬剤である骨代謝薬のビスフォスフォネートなどは比較的良好な成績を上げている。

ビスフォスフォネートのなかでもアレディア®の静脈内投与が有効である[17]。骨代謝が盛んな部位に作用するが，最近の研究ではメバロン酸経路におけるファルネシル2リン酸合成の酵素を特異的に阻害すると言われている。またビスフォスフォネートはアジュバント関節炎などに有効であると動物モデルで示されている。とくにフォサマック®はIL-1に関連した単球の抗原提示を阻害するといわれている。我が国ではアレディア®が脊椎関節炎に投与されたという報告はほとんどなく，フォサマック®の投与例が散見される。

筆者が経験したダイドロネル®とフォサマック®の投与症例を呈示する。

症例呈示

【症例34】男性　47歳　鍼灸師
【主訴】広範囲疼痛
【家族歴】特記すべきことはなかった
【既往歴】網膜剥離の手術，角膜移植術
【経過】2003年眼科の手術後顔面の疼痛が出現し，その後全身に疼痛が波及した。近医を受診後，当院の心療内科を紹介された。

2005年1月線維筋痛症の疑いで当科に紹介され初診した。初診時所見ではアメリカリウマチ学会の線維筋痛症分類基準の圧痛点18ヵ所に圧痛を認めた。

また，四肢・体幹には多数の付着部の圧痛を認めた。X線所見では軽度の仙腸関節炎が認められ，仙腸関節のCT検査では骨硬化と骨棘の癒合が確認された。

同年11月頃よりアザルフィジンEN®，プレドニゾロンなどの投与を追加した。しかし，疼痛の改善は不十分であった。2006年11月の足部X線所見では顕著な踵骨棘がみられた。また，2007年8月の足部MRIでは足関節に顕著な関節液の貯留が認められた。2007年9月よりダイドロネル®200mg/日の投与を開始した。投与前のBASDAIは53.2と高値であったが，1ヵ月後34.5，2ヵ月後26.8，4ヵ月後26.8，5ヵ月後25.8と顕著に改善している。

[症例35] 女性　71歳　主婦
[主訴] 腰痛，四肢痛
[既往歴] 椎間板ヘルニア
[家族歴] 特記すべきことはなかった
[経過] 2006年10月腰痛と四肢痛が出現した。当初，変形性脊椎症として加療されていたが，筆者に紹介され11月初診した。仙腸関節をはじめ，四肢・体幹に多発性の付着部炎を認めた。とくにアキレス腱周囲には腫脹がみられた。また，X線所見では脊椎に靱帯棘が認められた。翌年1月には右膝関節水腫が出現したが，X線所見では右膝関節の関節裂隙は保たれており，膝蓋靱帯の腫脹，および圧痛などから未分化型脊椎関節炎による膝関節炎が考えられた。疼痛に対してプレドニゾロン5mg/日の投与を施行した。しかし，疼痛の軽減は十分ではなく，疼痛VASは60％であった。また，尿中NTX（I型コラーゲン架橋N-テロペプチド）が55.6と高値であったので，6月からフォサマック®1錠/日の投与を開始した。2ヵ月後の8月には疼痛VASは12％と顕著に改善し，4ヵ月後の疼痛VAS 27％，7ヵ月後のVASは15％と改善がみられている。

H 白血球除去療法（leukocytapheresis：LCAP）

白血球除去療法は，我が国発信の治療法であり，関節リウマチ[18]と潰瘍性大腸炎[19]の2疾患に保険適応が認められている。強直性脊椎炎に対して我が国で治療が行われたのは1990年である[20]。その後の報告はない。LCAPでは末梢血からサイトカインや活性酸素を産生する活性化白血球が除去され，免疫応答に関与する活性化血小板も除去される[19,21]。また，一方，CD34陽性細胞等の幼

若白血球が末梢血に認められることが確認されている[22]。

このことから，片寄っているTh1，Th2バランスを戻し，骨髄由来細胞が動員されることにより，炎症や免疫異常を是正することが推定されている[23,24]。

関節リウマチに使用され，関節の疼痛，腫脹に対して効果が認められていることより，未分化型脊椎関節炎の症例にLCAPを施行した。LCAPの効果が十分現れた症例を経験したので紹介する。

症例呈示

【症例36】女性　63歳　主婦
【主訴】広範囲疼痛
【既往歴】特記すべきことはなかった
【家族歴】母，未分化型脊椎関節炎
【経過】1979年から多発関節炎が出現。2002年11月，当科を初診した。多発性付着部炎を認め，X線所見では仙腸関節炎は顕著ではなかった。非ステロイド性抗炎症剤，ステロイド剤を投与し，経過をみていたが，症状の改善が十分でなく，独歩に支障をきたすようになり，つかまり歩行をするようになった。リウマトレックス®，プログラフ®などを投与するも四肢・体幹広範囲の多発性関節炎症状の改善がみられず，身体障害者3級の認定がされた。検査所見ではCRPは正常域のことが多いが，MMP-3は2005年11月の段階では143ng/mlと高値を認めた。

その後，疼痛症状が高度となり，独歩は不能に近い状況となった。2007年8月から白血球除去療法を全5回施行した。施行前のBASDAIは73.33と高値を示していたが，14日後には25.00となり，4週後は36.16，5回目の終了時5週後は17.75と顕著な改善がみられた。開始後5ヵ月となる2008年1月の時点では31.9であり，いまだに効果は持続している。

脊椎関節炎のリハビリテーション　生活指導　運動療法

患者の要求は多岐にわたる。大きく分ければ，①疼痛がもっと楽になってもらいたい，②旅行ができるようになりたい，③仕事ができるようになりたい，④日常生活が自力で送れるようになりたい，などそれぞれの段階でさまざまな要求がなされる。

しかしながら，この脊椎関節炎に関しては理学療法，あるいは作業療法ともに積極的，あるいは専門的に取り組んだ日本語のテキストは少ない。関節リウマチの運動療法に比して，あまりにもお寒い状況といえる。

日本AS友の会から日常生活の注意事項，そして，運動療法の手引きがでている[25]。今回は紙面の関係で割愛したが，西林の論文も一読に値する[26]。

1. 日常生活の注意事項

背部を常にまっすぐにしていること，常に自分の姿勢に気を配り，長時間同じ姿勢をとらないことにする。ときどき身体を頻繁に動かすこともよい。ベッドは硬いものを使い，可能ならば20分ほど腹臥位をとるとよい。前屈みにならないように工夫すること。また，急な動きはよくない。冷やすこともよくない。

2. 運動療法

患者個々により，勧められる運動が異なる。また，同じ個人でも疼痛の強い時期，あるいは寛解の時期など，それぞれ運動は異なる。

基本的には前屈みの動作は疼痛を増強する。これらを考えると，おのずと勧められる体操はストレッチ体操である。また，身体をそらすストレッチは，後方に転倒するのを防ぐために，腹臥位になって行うことが勧められる。

手指の作業療法などについて具体的な指導書がない。個々の状況に合わせて各種の体操を計画することも必要である。

J 外科的治療法

強直性脊椎炎の進行例では各種の脊椎，あるいは関節障害が出現する。その最たるものは脊椎の強直である。頸椎の強直のため頸椎の伸展が不能になることもある。また，股関節の強直が出現することもある。近年の薬物療法あるいはADL指導により若干の減少はみられているが，時に頸椎強直に陥った症例も存在する。

頸椎強直で伸展が不能となった症例については頸椎椎体の骨切り術なども考えられている[27]。ADLの障害を評価しつつ検討されるべきと考える。

股関節あるいは膝関節など大関節については人工関節置換術が勧められる。

股関節の強直が進行する例においては関節症などとは異なった基準が必要であると考えられる。脊椎関節炎では個々の関節破壊，あるいは，関節強直がX線所見で顕著にみられるが，その関節周辺における腱・靱帯の病態も評価される必要があると考える。筆者の経験例では人工膝関節置換によって破壊された関節面の置換は可能であったが，膝関節の靱帯拘縮は依然として残存し，高度の屈曲障害のため歩行障害はまったく改善されなかった症例を経験している。

脊椎関節炎は関節軟骨などの障害のみならず，時には高度の腱・靱帯の炎症による付着部炎が進行している場合もあり，手術施行の際には十分な検討が必要である。

K 脊椎関節炎の予後

予後の問題について述べる場合はこの疾患の患者の個人差が非常に大きいことを認識しなければならない。疼痛が高度の場合はQOLがいちじるしく損なわれ，また，疼痛のため動かないでいることにより，関節の拘縮，あるいは強直が出現してくる。ADLの障害も徐々に出現してくる[28]。

強直性脊椎炎の場合はbamboo spineがもっとも完成された形であるが，頸椎の後弯強直，あるいは可動域の減少により頸椎の動きが悪くなり，自動車の運転などに支障をきたす。また，股関節，膝関節の屈曲拘縮なども出現する。足部の関節の屈曲拘縮，強直も出現する。高度の強直が出現する以前に人工関節置換術が必要となる場合がある。

未分化型脊椎関節炎の場合，多くの症例は疼痛が高度であってもADLの障害が軽度あるいは中等度の場合が多い。未分化型脊椎関節炎は高度の障害を起こさず，ほとんど通常の生活が出来る症例が多い。しかし，上肢，下肢，脊椎の多発性付着部炎のため高度の障害をきたしている症例も経験する[29]。この数年，筆者は身体障害者手帳を年間10例以上申請している。

文　献

1) Makysymowych WP : Ankylosing spondylitis and the spondyloarthropathies. Mosby Elsevier, 2006.
2) Dougados M, Dijkmans B, Khan M, et al. : Conventional treatments for ankylosing spondylitis. Ann Rheum Dis 61 (Suppl III) : iii40-iii50, 2002.
3) Chen J, Liu C : Is sulfasalazine effective in ankylosing spondylitis ? A systematic review of randomized controlled trials. J Rheumatol 33 : 722-731, 2006.
4) Dougados M, vam der Linden S, Leirisalo-Repo M, et al. : Sulfasalazine in the treatment of spondylarthropathy. Arthritis Rheum 38 : 618-627, 1995.
5) Creemers MC, Franssen MJ, van de Putte LB : Methotrexate in severe ankylosing spondylitis : an open study. J Rheumatol 22 : 1104-1107, 1995.
6) Gonzalez-Lopez L, Garcia-Gonzales A, Vazquez-Del-Mercado M, et al. : Efficacy of methotrexate in ankylosing spondylitis : a randomized, double blind, placebo controlled trial. J Rheumatol 31 : 1568-1574, 2004.
7) Mease P, Goffe BS : Diagnosis and treatment of psoriatic arthritis. J Am Acad Dermatol 52 : 1-19, 2005.
8) Chou CT : The clinical application of etanercept in Chinese patients with rheumatic diseases. Mod Rheumatol 16 : 206-213, 2006.
9) Brandt J, Haibel H, Reddig J, et al. : Successful short term treatment of severe undifferentiated spondyloarthropathy with the anti-tumor necrosis factor-α monoclonal antibody infliximab. J Rheumatol 29 : 118-122, 2002.
10) Zochling J, van der Heijde D, Burgos-Vargas R, et al. : ASAS/EULAR recommendations for the management of ankylosing spondylitis. Ann Rheum Dis 65 : 442-452, 2006.
11) McGonagle D, Marzo-Ortega H, O'Connor P, et al. : Histological assessment of the early enthesitis lesion in spondyloarthropathy. Ann Rheum Dis 61 : 534-537, 2002.
12) Gorman JD, Sack KE, Davis JC Jr : Treatment of ankylosing spondylitis by inhibition of tumor nerosis factor α. N Engl J Med 346 : 1349-1356, 2002.
13) Maksymowych WP, Poole AR, Hiebert L, et al. : Etanercept exerts beneficial effects on articular cartilage biomarkers of degradation and turnover in patients with ankylosing spondylitis. J Rheumatol 32 : 1911-1917, 2005.
14) De Rycke L, Kruithof E, Van Damme N, et al. : Antinuclear antibodies following infliximab treatment in patients with rheumatoid arthritis or spondylarthropathy. Arthritis Rheum 48 : 1015-1023, 2003.
15) Nikolaisen C, Nossent H : Early histology in ankylosing spondylitis related spondylodiscitis supports its inflammatory origin. Scand J Rheumatol 34 : 396-398, 2005.
16) Koh WH, Pande I, Samuels A, et al. : Low dose amitriptyline in ankylosing spondylitis : a short term, double blind, placebo controlled study. J Rheumatol 24 : 2158-2161, 1997.
17) Maksymowych WP, Jhangri GS, Fitzgerald AA, et al. : A six-month randomized, controlled, double-blind, dose-response comparison of intravenous pamidronate (60mg versus 10mg) in the treatment of nonsteroidal antiinflammatory drug-refractory ankylosing spondylitis. Arthritis Rheum 46 : 766-773, 2002.

18) Eguchi K, Saito K, Kondo M, et al.：Enhanced effect of high-dose leukocytapheresis using a large filter in rheumatoid arthritis. Mod Rheumatol 17：481-485, 2007.
19) Andoh A, Tsujikawa T, Inatomi O, et al.：Leukocytapheresis therapy modulates circulating t cell subsets in patients with ulcerative colitis. Ther Apher Dial 9：270-276, 2005.
20) Ueo T, Kobori K, Okumura H, et al.：Effectiveness of lymphocytapheresis in a patient with ankylosing spondylitis. Transfus Sci 11：97-101, 1990.
21) Fukunaga K, Fukuda Y, Yokoyama Y, et al.：Activated platelets as a possible early marker to predict clinical efficacy of leukocytapheresis in severe ulcerative colitis patients. J Gastroenterol 41：524-532, 2006.
22) Yamaji K, Onuma S, Yasuda M, et al.：Fluctuations in the peripheral blood leukocyte and platelet counts and leukocyte recruitment with large volume leukocytapheresis in healthy Volunteers. Ther Apher Dial 10：396-403, 2006.
23) Andoh A, Tsujikawa T, Inatomi O, et al.：Leukocytapheresis therapy modulates circulating t cell subsets in patients with ulcerative colitis. Ther Apher Dial 9：270-276, 2005.
24) Hidaka T, Suzuki K, Kawakami M, et al.：Dynamic changes in cytokine levels in serum and synovial fluid following filtration leukocytapheresis therapy in patients with rheumatoid arthritis. J Clin Apher 16：74-81, 2001.
25) 井上 久：強直性脊椎炎 療養の手引き．日本AS友の会，1999．
26) 西林保朗，浅田秀樹，三好剛史：脊椎関節炎のエクササイズと日常生活指導．リウマチ科 38：439-445, 2007．
27) 清水克時：強直性脊椎炎による後彎変形の頸椎部矯正骨切り術（Simmons変法）．日本脊椎外科学会雑誌 4（1）：289, 1993．
28) Kahn MA：Ankylosing spondylitis：clinical aspect. The spondylarthritides. Oxford, 1998.
29) Spondylitis Association of America：Undifferentiated Spondyloarthropathy
　　URL：http://www.spondylitis.org/about/undif.aspx

第 VI 章

脊椎関節炎の画像所見

A X線所見

　多くの日本人医師は国家試験の際に強直性脊椎炎のX線所見を強く意識して試験に臨むと思う．しかし，試験後になり，実際の臨床実習が始まるとほとんどといってよいくらいそのような症例は姿を消してしまう．指導医あるいは，教授からもほとんどそのような症例が提示されることはない．極めて例外的に，脊椎が強直に至って首が伸びないので，手術が必要であるというような提示がされることがあるだろう．では実際には日常，どのような状態で患者は生活しているのだろうか？　また，そのような強直にいたる前はどのような状態であったのだろうか？

　完成された最悪の症例のみが教科書には載せられているが，日常的に患者が通り過ぎてゆくのをほとんどの医療関係者は意識することがないようである．まずはもっとも早期にX線に出現する部位を意識してみることである．仙腸関節がもっとも早いと言われており，MRIでも仙腸関節炎は早期発見の手段として調査が進んでいる[1]．X線所見における仙腸関節の硬化像は注意してみるとかなりの頻度で遭遇する．所見の読み方は改正ニューヨーク診断基準に記されているが，びらん，あるいは顕著な硬化像を眼に焼き付けておくとよい．他の状態はそれを基準にして考える．顕著な状態は3度である．仙腸関節の癒合が確実に起こっている場合は4度であり，3度であれば，強直性脊椎炎と診断されてよいのである．それほど顕著でなく，ある程度の変化があれば2度であり，両側が2度であればこれも強直性脊椎炎である．2度というほどでなければ1度，そしてまったく硬化像もびらんもない場合は0度であり，正常とする．もちろん，理学所見を評価しながら進めるべきであるが，強直性脊椎炎と診断されなくても，仙腸関節炎はありそうだというレベルまでは理学所見でも診断できる．度数を決定する場合，読影者の癖があったり，撮影条件の違いがあったりすることから，簡単ではないが，仙腸関節に対して積極的に取り組むことが大切である．

　また，関節外科の専門医は股関節の関節裂隙をよく評価するが，臼蓋の帯状の硬化についてはどうであろうか？　帯状の硬化像の幅が増大している症例を経験することは多い．

　脊椎では椎間関節の癒合が時としてみられるが腰椎の斜位でも癒合がみられる症例は多くはない．椎体前縁の弯曲，あるいは椎体の終板の弯曲が減って，

方形化を生じている症例は多い。また，椎体偶角の辺縁の角が丸くなりRomanus変形をきたしている症例も時にみられる。強直性脊椎炎の椎体変形の状態をスコアリングして評価することも意味のあることと考える[2]。

最近，かなりの症例で気づかれるのは頸椎側面像の第2/3椎間関節の状態である。時にはこの関節が癒合しているようにみえることがある。

膝蓋骨棘，踵骨棘はよく遭遇するが，足部の病変にも注意が必要である。足根関節の圧痛は相当の頻度でみられる。通常のX線では足根骨皮質の硬化が顕著であることがわかる。距骨下関節の硬化像は重要な所見と考えてよい。ときには足根骨の関節にびらんが生じており，癒合もみられる。Pacheco-Tenaによると足根部の合併は強直性脊椎炎で54％，未分化型脊椎関節炎では39％と報告されており，まれな病態ではないといわれている[3]。

掌蹠膿疱症性骨関節炎の項でも述べたが，X線所見でも時に顕著な胸肋鎖骨異常骨化症が認められる（図38）。この疾患は1970年代にSonozakiが発表し

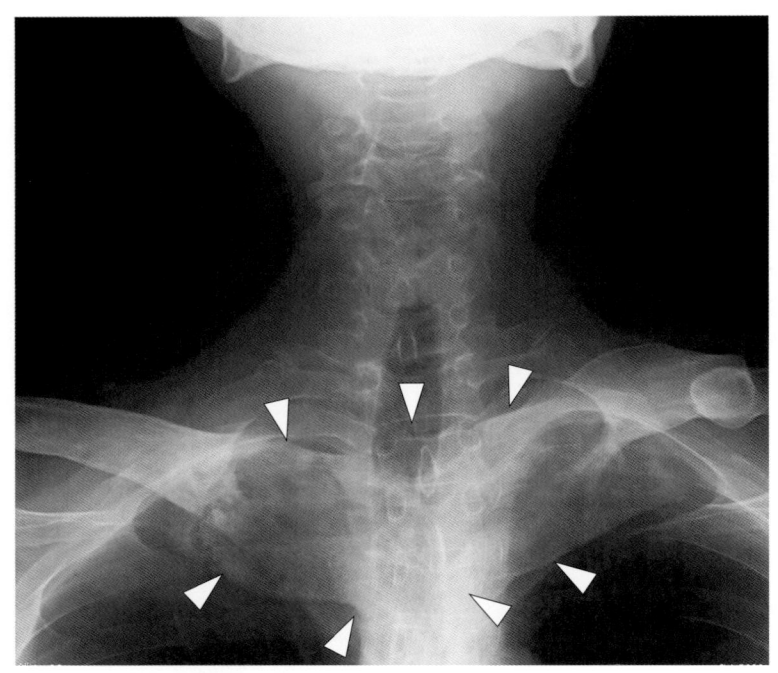

図38　両胸鎖関節X線所見
- 掌蹠膿疱症性骨関節炎の症例である。
- 両側胸鎖関節を中心に高度の骨化が認められる。
- 両鎖骨，胸骨，第一肋骨が癒合している。
（▷の間，全体が胸肋鎖骨異常骨化をきたしている）

た⁴⁾。その他，踵骨棘，膝蓋棘もよくみられるものであるが，脊椎関節炎の部分症状として意識されていることは少ない。

症例呈示

【症例37】72歳　男性。頸椎の屈曲強直が起こった症例である（図39），（図40）。

【症例38】70歳　男性。両側仙腸関節に硬化像と軽度のびらんが認められる（図41）。

【症例39】68歳　男性。胸椎に顕著なsyndesmophyteがみられ，bamboo spineが始まっている（図42）。

【症例40】62歳　男性
【主訴】多発関節痛
【既往歴】【家族歴】特記すべきことはなかった
【経過】1975年頃より右肩痛，右膝痛が出現した。左手関節の腫脹，および，右膝関節の腫脹と水腫を認め，リウマトイド因子陽性などから関節リウマチと診断した。シオゾール®などの投与を開始し，関節炎症状は沈静化していたが，1996年，多発関節炎症状が増強した。プレドニゾロン，リマチル®，アザルフィジンEN®などを投与し，現在に至っている。X線所見では椎体の方形化みら

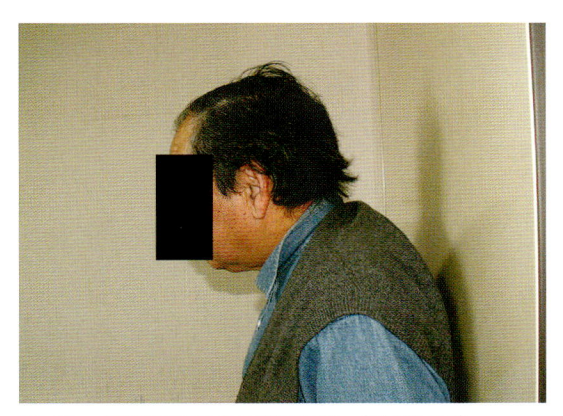

図39　頸椎強直の肉眼所見（症例37）
- 72歳　男性
- 頸椎の屈曲強直のため頸椎の伸展が不能となり壁に後頭部をつけることが不可能である。

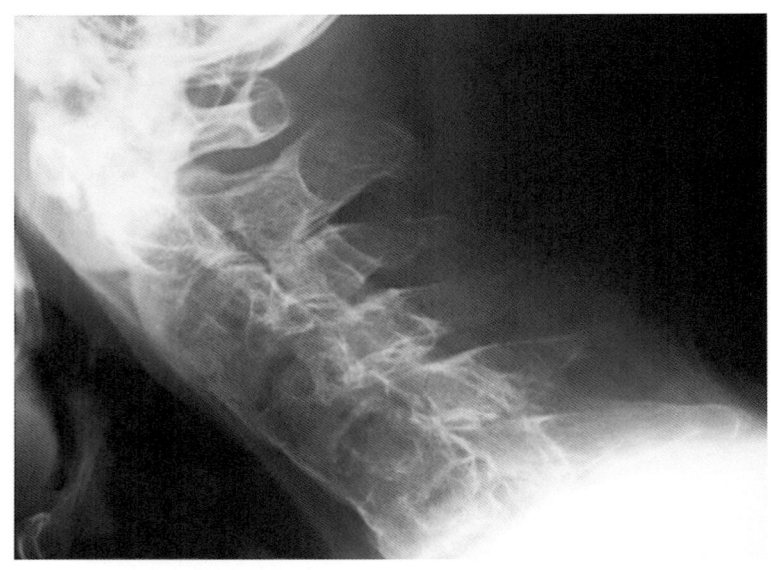

図40 頸椎X線所見側面像（症例37）
- 頸椎椎体の癒合が極めて顕著である。
- 頸椎椎間関節も癒合している。

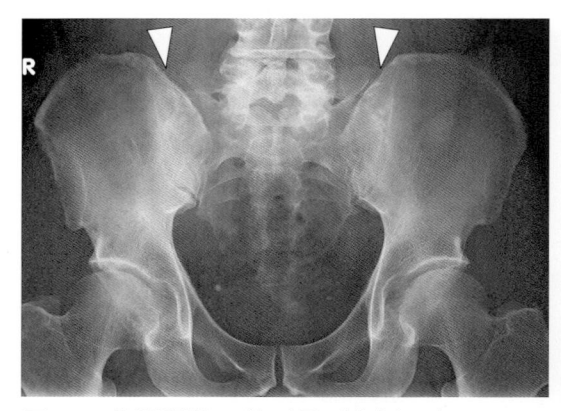

図41 仙腸関節X線所見（症例38）
- 70歳　男性
- 両側仙腸関節に硬化像と軽度のびらんがみられる。
- 恥骨結合部にも軽度の骨硬化がみられる。

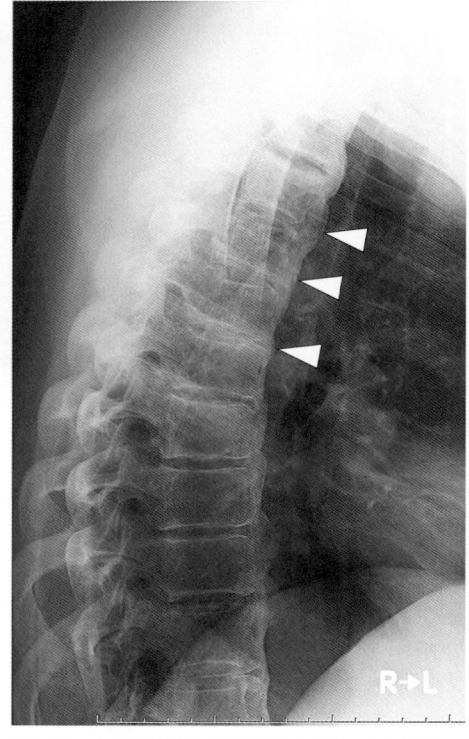

図42 強直性脊椎炎の胸椎X線所見（症例39）

顕著なsyndesmophyteがみられ，一部bamboo spineが始まっている。

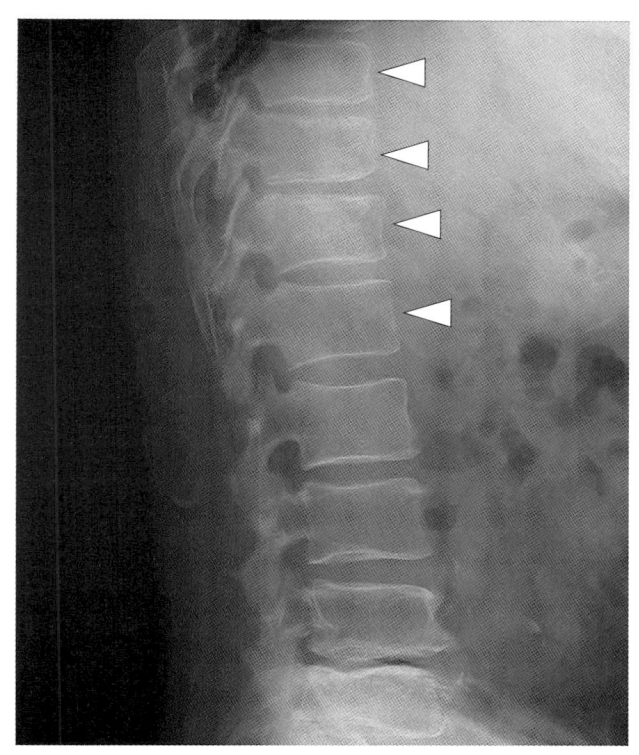

図43 椎体の方形化（症例40）
◁：胸腰椎移行部では椎体の方形化が始まっている。

れ，仙腸関節は一部癒合している。一方，手指，および大関節の破壊はまったくみられない。

【画像】X線所見では胸腰椎椎体側面像では椎体の方形化が認められる（図43）。

典型的な腰椎所見のみられた症例

【症例41】81歳　男性
【主訴】右殿部痛
【既往歴】特記すべきことはなかった
【現病歴】1987年10月より右殿部痛が出現した。同年12月，当科を受診した。その後，抗炎症剤などの投与により疼痛は軽減していた。

　2001年9月には項部痛のため受診し，頚椎の進展制限がみられた。このときのX線所見では胸椎の竹様脊椎が始まっており，腰椎では靱帯棘も顕著にみられた。HLA-A2，A33，B35，B62，C4が陽性であった。

【画像】腰椎のsyndesmophyteが顕著である（図44）。

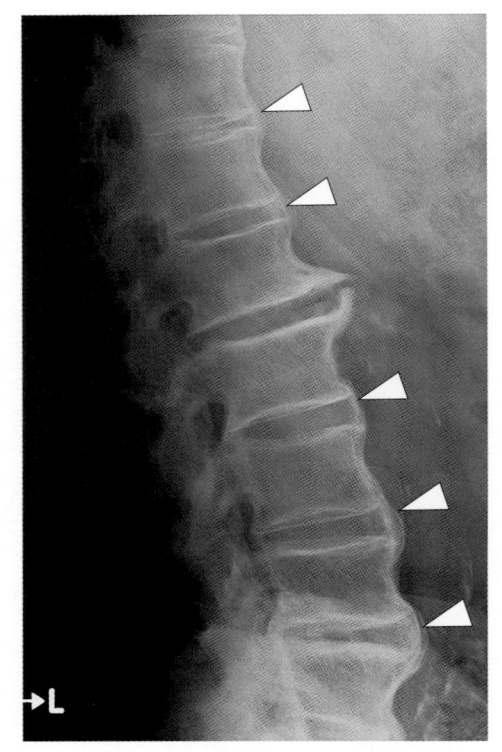

図44　強直性脊椎炎の腰椎X線所見（症例41）
顕著なsyndesmophyteが認められる。

B　CT所見

　脊椎関節炎では仙腸関節の画像所見が重要である。X線所見では仙腸関節が他の部位に比べて早期に異常が出現することが多いといわれている。仙腸関節にはいくつもの靱帯が詰まっており，早めに出現するのではないかといわれている。改正ニューヨーク診断基準では仙腸関節炎の程度が0度ないし1度の場合は強直性脊椎炎と診断されない。しかし，2度が両側であると強直性脊椎炎と診断できる。また，3度であれば，片側であっても強直性脊椎炎である。実際には判別が難しいことが多く，そのためにはCTスキャンを利用することにより，比較的正確に度数を分けることができる[5]。
　また，未分化型脊椎関節炎と診断するには仙腸関節の度数が両側2度以上に進んでいないことを確認する。高度の腸骨の硬化像がみられる場合には硬化性

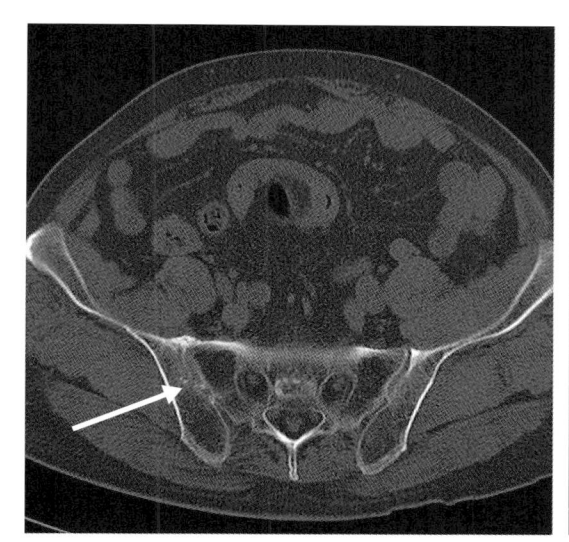

図45　仙腸関節のCT
右仙腸関節の癒合がみられる。

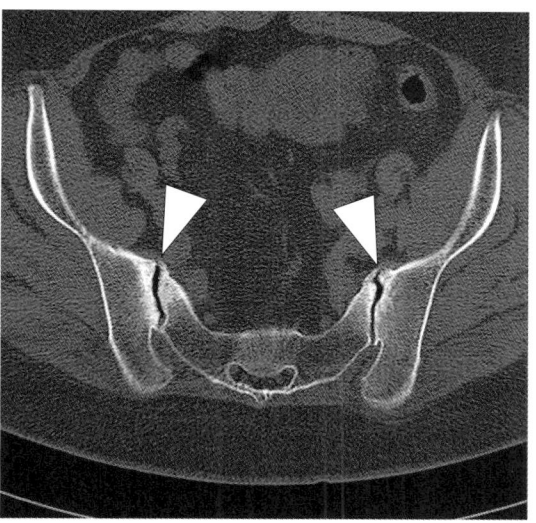

図46　仙腸関節のCT
両側仙腸関節に硬化像が認められる。

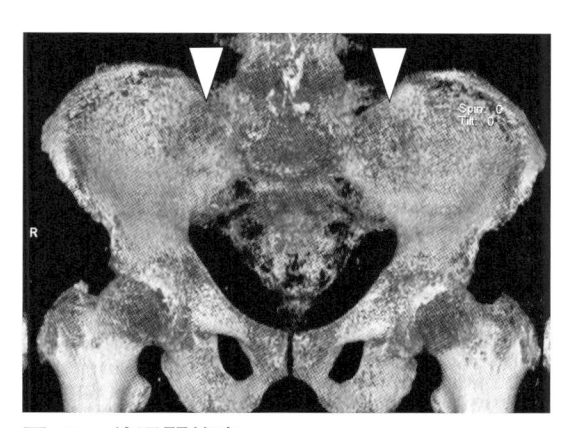

図47　仙腸関節炎
- 3DCTで確認できた仙腸関節の完全強直像である。
- 仙腸関節の関節裂隙が全く消失している。

腸骨炎との判別も問題となるが，CT像をみることにより判別が可能である。

【写真】通常のCT像で確認できた仙腸関節の癒合（**図45**）。
【写真】CT像で仙腸関節炎が確認できた例。癒合までは至っていないが，硬化像がみられる（**図46**）。

【写真】3DCTで確認された仙腸関節の完全強直である。関節裂隙が消失している（図47）。

C MRI所見

　靱帯や腱など付着部炎のMRI所見が重要と考える。後足部の関節炎，骨びらん，骨癒合，関節液の貯留，骨髄内の浮腫，靱帯の炎症など骨内，あるいは，靱帯周囲の炎症が確認できる。脂肪抑制法（short tau inversion recovery：STIR）で撮像すると高信号を示し，骨髄内の浮腫像として描出される[6]。

　MRIで異常がみられる症例は脊椎関節炎が画像診断で証明されたことになり，一次性線維筋痛症ではない。MRI検査の読影は放射線科専門医の協力が必要である。重要な情報ほど専門医の協力が必要なことはいうまでもない。

　改正ニューヨーク診断基準では通常のX線所見で仙腸関節が両側2度以上では強直性脊椎炎と診断されるが，それ以前の症例ではMRIが参考になることがある。超早期では仙腸関節のMRI像によって確認することができるといわれている[7]。

　筆者は日常的に脊椎関節炎患者の脊椎・仙腸関節のMRI検査を試みているが，必ずしも骨髄浮腫，あるいは仙腸関節炎の所見が高頻度に得られるわけではない。最近では脊椎の骨髄浮腫など観察することから病状を評価しようという動きもある[8]。

　四肢のMRIは手指，肩関節，足部など付着部炎が顕著に出現する部位の報告が増加している。足部ではアキレス腱付着部，踵骨，距骨，距骨下関節などに骨髄浮腫，あるいは関節液の貯留などがみられる。骨髄浮腫は付着部炎の顕著な姿ではあるが，すべての箇所にみられるわけではない。しかし，今後の付着部炎診断と治療に役立つ可能性がある[9]。

症例呈示

【症例42】54歳　女性
【主訴】全身広範囲の疼痛
【既往歴】【家族歴】特記すべきことはなかった
【経過】2002年6月多発関節炎が出現した。多発性付着部炎と仙腸関節炎があり，脊椎関節炎と考えられた。通常のX線所見では骨のびらんあるいは骨棘な

どはみられなかった。リウマトイド因子が高度陽性のため，関節リウマチが疑われていた。常に右足の疼痛を訴えており，MRIでは右踵骨，距骨など足根骨の骨髄にT1強調像で明らかな低信号，STIR法で高信号を認めた。骨髄の炎症性，浮腫性変化が認められた。

図48は足根部のMRIのSTIR法で，アキレス腱前面の脂肪組織内に高信号を認め，T1強調像低信号，STIR法で高信号が右足部でみられる。踵骨前距骨下関節近くの距骨骨髄，足根骨に明らかである。骨髄の浮腫性変化が考えられる。踵骨にも高信号を認める（図48）。

【症例43】50歳　女性　主婦
【経過】1992年から両足関節炎があり，最近，両側アキレス腱の腫脹が高度である。

右アキレス腱は明らかに腫脹している。踵骨付着部の骨髄に炎症と浮腫性の信号上昇を伴っている。踵骨後部滑液包および，距骨下関節後方の液体貯留がみられる。右に強い。
【画像所見】足部のMRIではアキレス腱炎の付着部に骨髄浮腫がみられ，アキレス腱自体にも肥厚がみられる（図49）。

Muche[1]は93例の脊椎関節炎に対してMRIによる仙腸関節の調査を行った。内訳は31例の強直性脊椎炎，62例の他の脊椎関節炎である。この62例中43例は未分化型脊椎関節炎であった。MRIによる仙腸関節炎の検討を試みると，両側とも仙腸関節炎といってよいのは強直性脊椎炎で84％であり，未分化型脊椎関節炎では48％であったと報告している。仙腸関節では腸骨側および仙骨側もほとんど同等に影響され，仙腸関節の背部尾部滑膜部分（dorsocaudal synovial part）は腹側に比して早期に罹患すると述べている。

脊椎で異常が認められた症例

【症例44】60歳　女性　販売
【主訴】多発関節痛
【既往歴】【家族歴】特記すべきことなし
【経過】1970年代（30代前半）から腰痛が出現した。2005年9月高度の両膝痛，股関節痛，大腿部痛，項部痛，腰痛が出現した。疼痛は寝返りでも増強した。

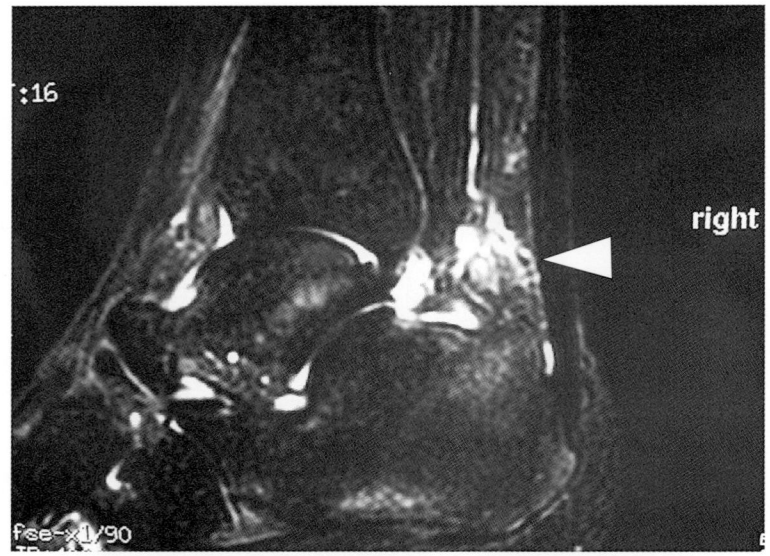

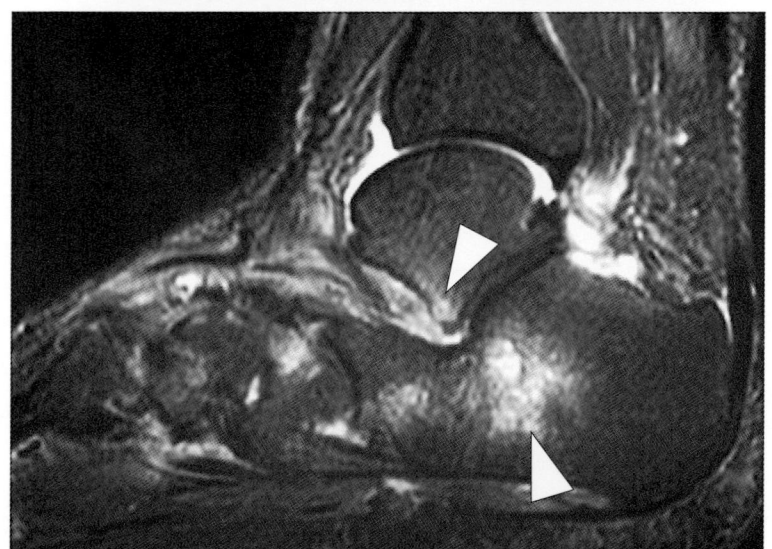

図48　足部MRI（症例42）

- 54歳　女性
- （上段）STIR法で，アキレス腱前面の脂肪組織内に高信号を認める。
- （下段）STIR法で踵骨と距骨下関節近くの距骨骨髄に高信号が明らかである。骨髄の炎症および浮腫性変化が考えられる。

浦野房三：女性の線維筋痛症と脊椎関節炎―広範囲疼痛診断の盲点を探る．医学のあゆみ．219（5）：101-105, 2006.

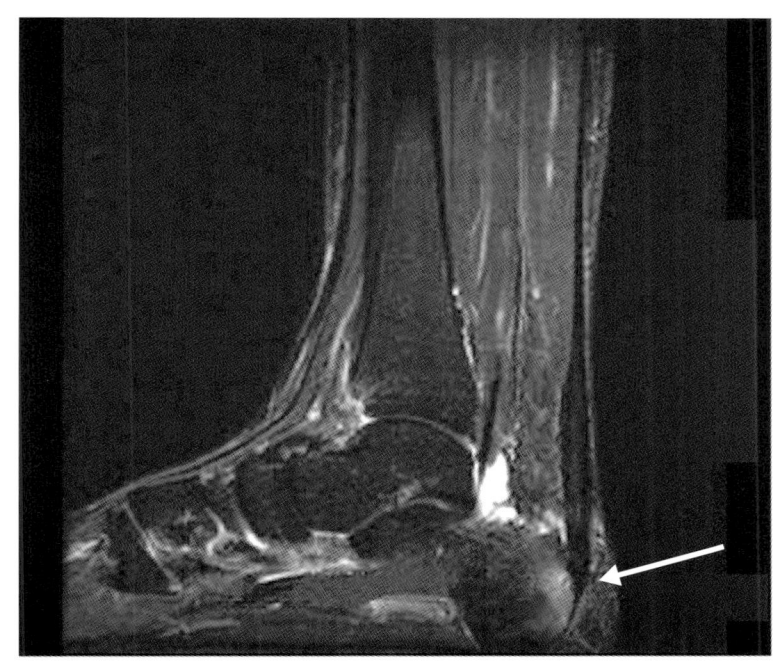

図49 アキレス腱MRI（症例43）
● 50歳　女性
● STIR法でアキレス腱の踵骨付着部の高信号，およびアキレス腱の肥厚が見られる。

近医を受診したが，異常はみられないといわれ，更年期障害を心配して，婦人科を受診した。婦人科では更年期障害は否定され，線維筋痛症を疑われて当科を紹介された。
【初診時の所見】四肢・体幹に多発性付着部炎を認め，ショーバーテストは2.8cmと中等度に制限されていた。通常のX線所見では仙腸関節の硬化が認められた。
【MRI所見】第3/4腰椎椎間を挟んで椎体にSTIR法で高信号を認めた。骨髄の炎症性浮腫性変化と考えられる。また，仙腸関節では左側上部仙骨周囲に浮腫性の高信号が疑われた（図50）。

仙腸関節で顕著な異常が認められた症例
【症例45】45歳　女性　宿泊施設従業員
【主訴】多発関節痛
【既往歴】子宮筋腫

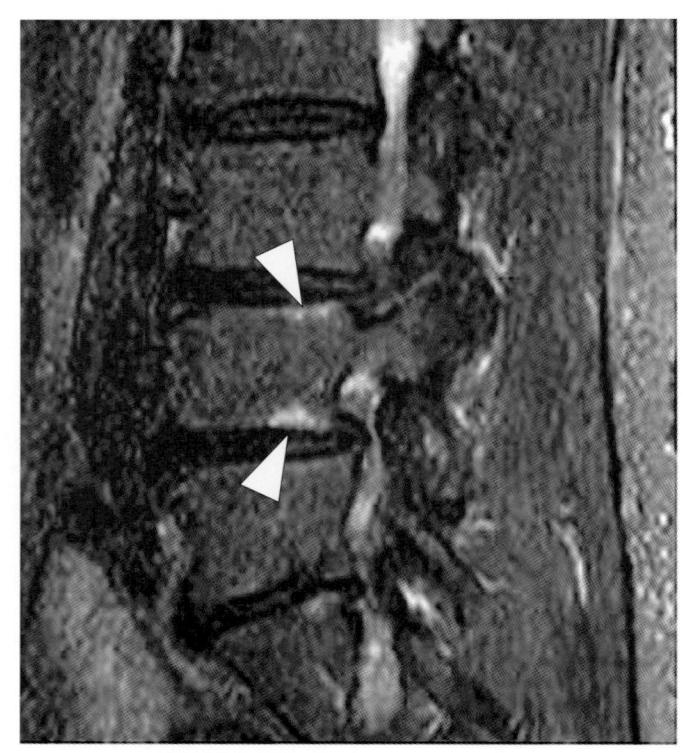

図50　脊椎MRI（症例44）
STIR法で第4椎体の上縁と下縁に高信号が認められる。

【家族歴】特記すべきことはない
【経過】2005年12月左母趾痛が出現した．翌年には左母指の腫脹，両手指のこわばりが出現した．左膝関節の腫脹も出現した．近医にて，関節リウマチの治療を受けていたが，10月，当科を紹介された．両アキレス腱周囲，および，両膝膝蓋靱帯の腫脹と圧痛が顕著であり，四肢・体幹の多発性付着部の圧痛はいちじるしかった．X線所見では軽度の仙腸関節炎が認められたが，手指のびらんなどはまったくみられなかった．インフリーS®，プレドニゾロン，アザルフィジンEN®による治療を開始した．その後も時折，アキレス腱の顕著な腫脹，両手指の腫脹が出現するが，労働は以前と同様に可能である．
【検査所見】初診時，リウマトイド因子は883IU/ml，その後，MMP-3は380ng/mlと非常に高い値を示したが，CRPは1.7mg/dlである．
【画像所見】2007年10月の仙腸関節MRI所見では，STIR法により仙腸関節を挟んで骨髄に浮腫性の信号上昇を認め，活動性の高い状態が考えられた（図

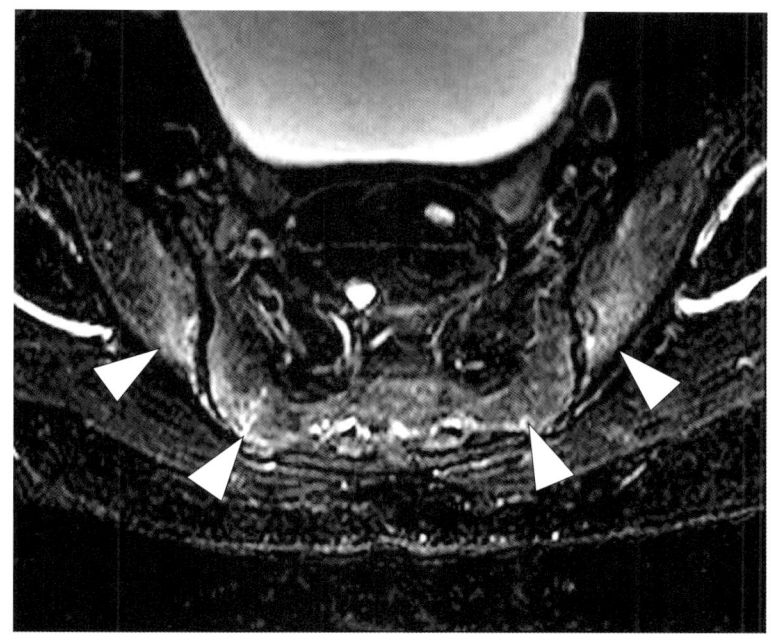

図51 仙腸関節MRI（症例45）
仙腸関節を挟んで骨髄に浮腫性の信号上昇を認め，主として
腸骨翼に強い．活動性の高い仙腸関節炎が考えられる．

51）．2008年4月のアキレス腱エコーでは踵骨付着部の低エコーおよび不整が認められた．腫脹側のアキレス腱は肥厚していた．

D 超音波所見

　脊椎関節炎の患者は四肢の腱・靱帯付着部の疼痛を訴え，理学所見ではアキレス腱周囲などの腫脹を認める症例が数多く存在する．超音波所見ではアキレス腱の腫脹，血管増生，あるいは踵骨付着部の低エコーがみられる[10]．

　近年，超音波診断学が進み，靱帯各部位の超音波画像が報告されている．腱・靱帯などは通常のX線写真では十分な所見が得られず，診断に難渋することがあるが，超音波により病像が描かれることが多い．

　超音波ではアキレス腱，あるいは膝蓋靱帯などは比較的所見を取りやすい部位であり，腱の厚さ，血流の増加，低エコー領域などは所見として意味のあるものである．

　超音波の調査が欧米では最近，数多く報告されている．D'Agostinoは脊椎関

節炎の多数症例に対して，パワードプラーを用いた調査結果を報告している。最低1ヵ所以上の付着部に異常がみられたのは164例中161例（98％）であり，調査した付着部全体からみると，2,952ヵ所の付着部の中で1,131ヵ所（38％）の付着部に異常がみられたという。超音波でみられる付着部の異常は下肢の末端であることが多く，脊椎関節炎のサブタイプとは無関係に付着部炎が認められた。診断のみならず，病状の評価にも役立つと報告している。このサブタイプとは強直性脊椎炎，乾癬性関節炎，未分化型脊椎関節炎，反応性関節炎など大方の脊椎関節炎が含まれている。また，とくに超音波で異常が確認できる罹患部位はアキレス腱が79％，足底筋膜が74％，そして，膝蓋靱帯が59％であった[11]。

MRIと超音波の比較では，乾癬性関節炎の症例で超音波の方がアキレス腱の早期付着部炎の所見を高頻度に発見することができたと報告している[12]。

アキレス腱付着部炎が認められた症例（アキレス腱付着部石灰化）

【症例46】32歳　女性　会社員
【主訴】広範囲疼痛
【既往歴】静脈洞血栓症
【経過】2003年に全身広範囲の疼痛が出現した。近隣の総合病院で内科，外科，産婦人科，整形外科に紹介されたが，診断は保留とされ，翌年，当科を紹介された。受診当初，多発性付着部炎はほとんど無く，線維筋痛症の圧痛点のみが18ヵ所陽性であった。X線所見では仙腸関節炎が軽度認められた。疼痛は軽度のまま推移したが，2005年1月，四肢・体幹の疼痛が増強し，多発性付着部炎が顕著となった。アキレス腱の疼痛と腫脹が高度であったので，超音波を施行した。
【超音波所見】両アキレス腱付着部には低エコー領域が認められ，とくに左側では踵骨との付着部で辺縁不整の低エコー領域がみられた。とくに内部に高輝度エコーが認められ，石灰化と考えられる（図52）。

膝蓋靱帯に高度の炎症が認められた症例

【症例47】64歳　男性
【主訴】多発関節炎
【既往歴】特記すべきことはなかった

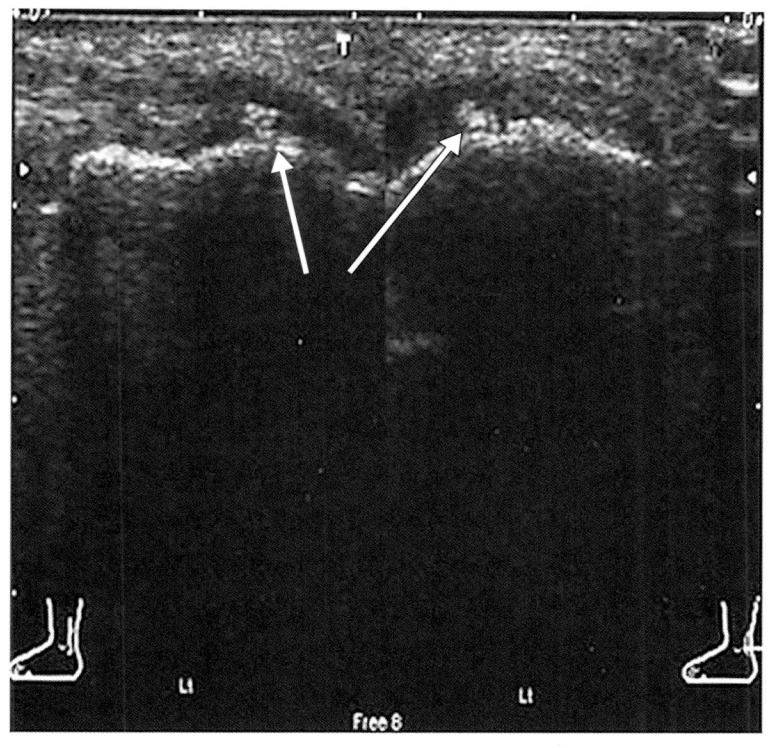

図52 アキレス腱付着部の超音波所見（症例46）
- 32歳　女性
- アキレス腱付着部に低エコーと石灰化が認められる。
- 右は短軸方向。左は長軸方向である。
- 矢印は付着部の石灰化を示している。

【家族歴】母，リウマチ性多発筋痛症
【経過】1988年頃から1年間に数十回にわたり両足部，両股関節，両膝関節，両足関節，両指などの腫脹と疼痛が次々に出現した。1990年5月，高度の右胸鎖関節痛を訴えて当科を初診した。回帰性リウマチを疑い，関節リウマチに準じた治療を行った。その後も回帰性リウマチ様の多発関節炎は出現した。CT所見では軽度の仙腸関節炎が認められ，多発性付着部炎もみられる。
【画像所見】左膝蓋靱帯の超音波所見である。脛骨側付着部には不整がみられ，石灰化も著明である。腱の内部は血流が豊富である（図53）。

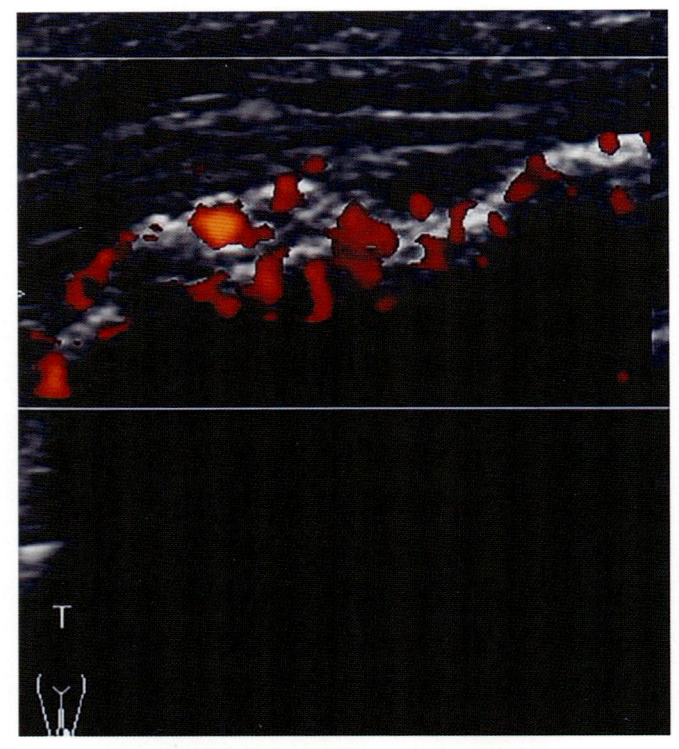

図53 膝蓋靱帯付着部の超音波所見（症例47）
- 64歳　男性
- 膝蓋靱帯脛骨側付着部のパワードプラー所見である。
- 脛骨側付着部の低エコーと，不整がみられる。
- 石灰化の所見も認められ，血流が豊富である。

E　ガリウムシンチグラム

　ガリウムシンチグラムなどでも多発性付着部炎が確認されることがある。不明熱，全身広範囲疼痛などで受診した症例を示す。RS3PEにおいて，腱，靱帯に顕著な集積がみられたという報告がある[13]。ガリウムシンチグラムなどの方面からは，脊椎関節炎の多発性付着部炎に関してはまだ，十分に調査がされていないようである。

症例呈示

【症例48】84歳　男性
【主訴】多発関節痛，不明熱

【既往歴】前立腺肥大症
【家族歴】特記すべきことはなかった
【経過】2006年4月より両膝関節痛が出現した。8月より37℃台の発熱と両肩関節痛が出現した。近医でリウマチ性多発筋痛症を疑われ，当科を紹介された。両肩，両肘，両手関節，両股関節，両膝関節に自発痛を認め，四肢，前胸部，および，骨盤帯の付着部，そして，脊椎棘突起のほとんどに顕著な圧痛を認め，多発性付着部炎が考えられた。プレドニゾロン，アザルフィジンEN®，ロキソニン®などにより症状は軽快した。

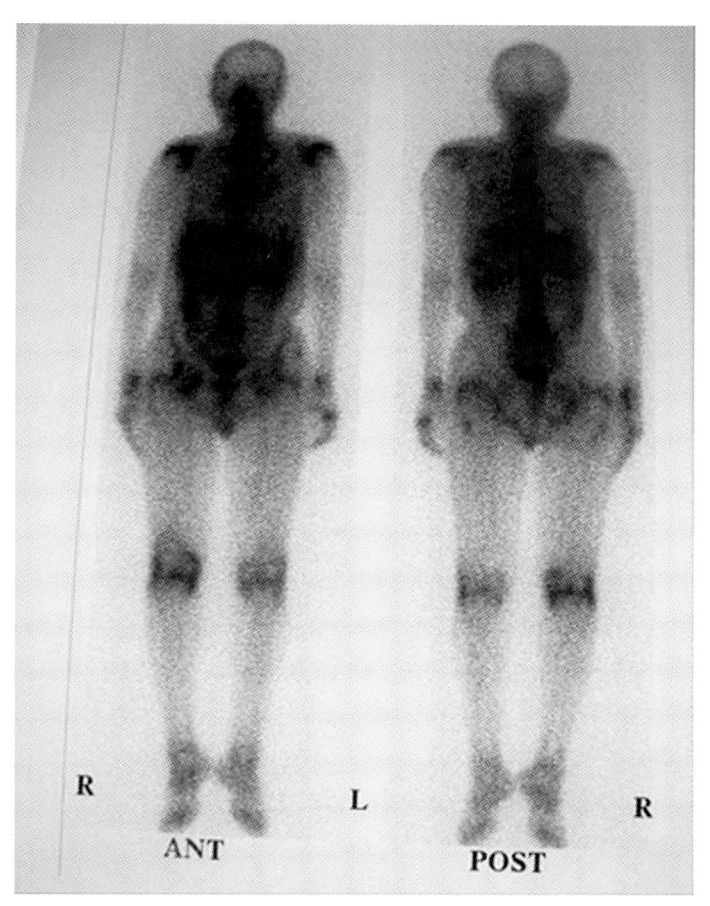

図54 ガリウムシンチグラム（症例48）
- 84歳 男性
- 両肩，両肘，両手関節，両膝関節，両足関節に疼痛がある。ガリウムシンチグラムにより両肩関節，両手関節，両膝関節，両足部，仙腸関節など四肢・体幹の付着部に集積を認めた。

【検査所見】入院時の赤沈は59mmHg/h，CRP 8.6mg/dl，RF 20IU/ml以下であった。

【画像所見】X線所見では仙腸関節侵食像と硬化像が顕著であった。CT所見では仙腸関節炎が疑われた。また，ガリウムシンチグラムにより両肩，両膝，腰椎，仙腸関節など四肢・体幹の付着部に集積を認めた（図54）。

F 病理所見

　顕微鏡所見でも付着部炎は証明されている。McGonagleによれば脊椎関節炎の初期の病理像は骨に隣接した腱あるいは靱帯などの付着部の線維軟骨に，血管増生など炎症過程がみられ，マクロファージが集積している[14]。とくにアキレス腱付着部のfibrous partに炎症細胞が集まると同時に付着部の血管増生が進み，CD68陽性細胞が確認されたと報告している。

　かつて多発性付着部炎は線維筋痛症と同意語とされた時期もあるが，Shichikawaは仙腸関節炎のない多発性付着部炎を強直性脊椎炎に関連した病態として，多発性付着部炎（polyenthesitis）の詳細を報告している[15]。

文　献

1) Muche B, Bollow M, François RL, et al.：Anatomic structures involved in early-and late-stage sacroiliitis in spondylarthritis. Arthritis Rheum 48：1374-1384, 2003.
2) Dawes PT：Stroke Ankylosing Spondylitis Spine Score. J Rheumatol 26：993-996, 1999.
3) Pacheco-Tena C, Londoño JD, Cazarin-Barrientos J, et al.：Development of a radiographic index to assess the tarsal involvement in patients with spondyloarthropathies. Ann Rheum Dis 61：330-334, 2002.
4) Sonozaki H, Mitsui H, Miyanaga Y, et al.：Clinical feature of 53 cases with pustulotic arthro-osteitis. Ann Rheum Dis 40：547-553, 1981.
5) Geijer M, Göthlin GG, Göthlin JH：The clinical utility of computed tomography compared to conventional radiography in diagnosing sacroiliitis. A retrospective study on 910 patients and literature review. J Rheumatol 34：1561-1565, 2007.
6) Klauser A, Bollow M, Calin A, et al.：Workshop report：clinical diagnosis and imaging of sacroiliitis, Innsbruck, Austria, October 9, 2003. J Rheumatol 31：2041-2047, 2004.
7) Bollow M, Hermann KG, Biedermann, et al.：Very early spondyloarthritis：where the inflammation in the sacroiliac joint starts. Ann Rheum Dis 64：1644-1646, 2005.

8）Treitl M, Korner M, Becker-Gaab C, et al.：Magnetic resonance imaging assessment of spinal inflammation in patients treated for ankylosing spondylitis. J Rheumatol 35：126-136, 2008.
9）Eshed I, Bollow M, McGonagle DG, et al.：MRI of enthesis of the appendicular skeleton in spondyloarthritis. Ann Rheum Dis 66：1553-1559, 2007.
10）粕川禮司，竹田　功，菅野　孝：リウマチ科超音波検査アトラス．医薬ジャーナル，2002.
11）D'Agostino MA, Said-Nahal R, Hacquard-Bouder C, et al.：Assessment of peripheral enthesis in the spondylarthropathies by ultrasonography combined with power doppler.：a cross-sectional study. Arthritis Rheum 48：523-533, 2003.
12）De Simone C, Di Gregorio F, Maggi F：Comparison between ultrasound and magnetic resonance imaging of achilles tendon enthesopathy in patients with psoriasis. J Rheumatol 31：1465, 2004.
13）Oide T, Ohara S, Oguchi K, et al.：Remitting seronegative symmetrical synovitis with pitting edema（RS3PE）syndrome in Nagano, Japan：clinical, radiological, and cytokine studies of 13 patients. Clin Exp Rheumatol 22：91-98, 2004.
14）McGonagle DG, Marzo-Ortega H, O'Connor, et al.：Histological assessment of the early enthesitis lesion in spondyloarthropathy. Ann Rheum Dis 61：534-537, 2002.
15）Shichikawa K, Takenaka Y, Yukioka M, et al.：Polyenthesitis. Rheum Dis Clin North Am 18：203-213, 1992.

第VII章

多発性付着部炎

A 多発性付着部炎と線維筋痛症

広範囲の疼痛を有する患者を診る場合，線維筋痛症は大きな鑑別の対象となる。確かに線維筋痛症（Fibromyalgia：FM と略）の診断によく使われるアメリカリウマチ学会（American College of Rheumatology：ACR）の線維筋痛症分類基準（ACR 1990）の第1項には「上肢，下肢，体軸など四肢体幹のすべてに疼痛があること」という定義がある。第2項にはこれに加えて，18 ヵ所の圧痛点が定められている。しかし，実際にはそのような広範囲の疼痛を訴える患者の診察を行うと，相当数の患者が 18 ヵ所以外に，前胸部，あるいは骨盤帯，脊椎棘突起，仙腸関節，膝あるいは足部の腱・靱帯の付着部に圧痛を認めることが多い。これはどういうことであろうか？

Fitzcharles は線維筋痛症と診断された 35 例の中で 11 例が脊椎関節炎であったと報告し[1]，Khan は自著で脊椎関節炎が線維筋痛症と誤診される場合があると述べている[2]。一方，強直性脊椎炎症例の調査では女性患者の 50％が FM を合併しているという報告もある[3]。しかしながら，現段階ではこの 2 疾患の合併あるいは関連性について述べた大規模な調査報告はない。

また，米国脊椎炎協会のホームページ[4]では線維筋痛症との関連について書かれた記述が随所にある。近年，米国でも線維筋痛症の病名が浸透している一方，根底には脊椎関節炎が存在していた症例が気づかれることがあり，リウマチ学の雑誌には当初，線維筋痛症と診断されていた症例が，後に専門医によって脊椎関節炎と診断が変更されたという記述が散見される。また，X線所見では顕著な仙腸関節炎はなく，多発性付着部炎が認められる未分化型脊椎関節炎の症例について注目度が増してきている。

【コラム】

ACR 1990

正確には"1990 Criteria for the Classification of Fibromyalgia"のことで，アメリカリウマチ学会で 1990 年に採用された線維筋痛症の分類基準であり，線維筋痛症の診断に使用される。

第1項と第2項からなり，第1項は四肢と体幹における広範囲疼痛の定義であり，四肢・体幹すべてに疼痛があることとされている。第2項は 18 ヵ所の圧痛点の評価法についてである。このうち 11 ヵ所以上に圧痛を感じると診断される。他に疾患があっても線維筋痛症は除外されない。

B 脊椎関節炎における多発性付着部炎

　Braun が付着部炎についてまとめた報告をみると，1966年に Niepel が付着部症（enthesopathy）という言葉を最初に使い，その後，Ball は強直性脊椎炎においては関節リウマチとは対照的に中心性に付着部が罹患すると発表し，なかでも，ヨーロッパ脊椎関節炎研究グループの報告では付着部症は脊椎関節炎の際だった特徴であると述べている[5]。また，McGonagle は脊椎関節炎の場合，関節リウマチに比して付着部がもっともよく罹患すると述べた[6]。

　2002年には McGonagle がアキレス腱付着部炎の病理所見を報告している。その報告には腱付着部には線維軟骨があり，付着部炎ではその部分に血管の増生がみられ，マクロファージが集まっていると述べている。また，CD38＋細胞なども多く，免疫学的な病理所見を示している[7]。アキレス腱は付着部炎がよくみられる部位であり，ヨーロッパ分類基準では診断に必要な項目の1つとして挙げられている。

C 多発性付着部炎の現状

　未分化型脊椎関節炎では指炎，末梢関節炎がみられるが，長期的には多発性付着部炎のみが特徴的な所見である。欧米の論文にも線維筋痛症と付着部炎性脊椎関節炎との判別に関する記述が散見されるが，決定的な報告はない。抗炎症剤の効果がみられれば脊椎関節炎，抗炎症剤の効果が不十分な場合，線維筋痛症の可能性も否定はできないなどの報告もある[8]。問題となるのは線維筋痛症の診断は18ヵ所の圧痛点を評価することが比較的容易であるので，広範囲の疼痛患者がほとんど線維筋痛症という診断に終始していることである。線維筋痛症患者に対しては常時，多発性付着部炎の存在にも注意してゆくことが大切である。その結果，検査および病歴から脊椎関節炎が疑われる場合は積極的に X線，MRI，CT，エコーなどの検査を進めることにより，診断が確定して効果的な療法を行うことが可能となる。

　Mander の報告では四肢・体幹における数十ヵ所の付着部が示されている。その中で評価基準とされているのは30グループである。胸肋関節などは多数の圧痛点があるので，1つのグループとされている（図55）[9]。通常，付着部で容易に圧痛が確認できる部位は，項部稜，胸鎖関節，胸肋関節，上腕骨大結

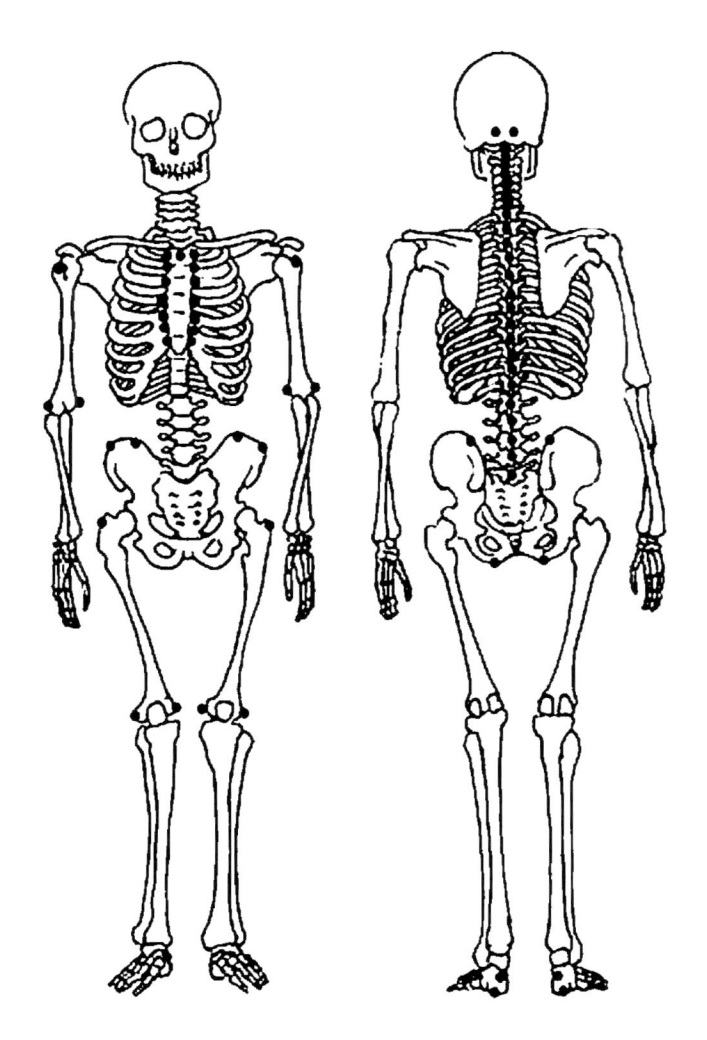

図 55　多発性付着部炎の評価法
- MEI：Mander enthesis index
  圧痛点を考慮して作成されている．
  脊椎関節炎の病状評価に使用．

- 圧痛のレベルを 4 段階にわけて算定．
    圧痛がない＝ 0
    軽い圧痛がある＝ 1
    圧痛がある＝ 2,
    強い圧痛（痛い表情をする・痛みが残存する）＝ 3
  30 グループ（点，群）
  最大値は 90 ポイント

Michelle Mander et al., Annals of the Rheumatic Diseases, 1987；46, 197-202.
浦野房三：女性の線維筋痛症と脊椎関節炎―広範囲疼痛診断の盲点を探る．医学のあゆみ．219（5）：101-105, 2006.

節，烏口突起，上腕骨内顆と外顆，腸骨稜，上前腸骨棘，大腿骨大転子，膝蓋靭帯，脛骨粗面，大腿骨内顆および外顆，頸椎棘突起，胸椎棘突起，腰椎棘突起，仙腸関節，座骨結節，上後腸骨棘，そのほか，橈側手根屈筋腱，手関節内および外側の側副靭帯，足底腱膜母趾側と踵側付着部，アキレス腱，距骨下関節，足関節など非常に多い。

付着部指数（MEI：Mander enthesis index）はこれらの圧痛点を考慮して作成されており，Manderは圧痛のレベルを4段階にわけて，次のように点数をつけている。

圧痛がない＝0，軽い圧痛がある＝1，圧痛がある＝2，強い圧痛（痛い表情をする，痛みが残存する）＝3，この4段階である。30グループについて診察し，それぞれの部位にこの点数をかけ，合計90点が最大値である。それ以外の部位は左右それぞれカウントして12対，24ヵ所である。6グループと24ヵ所を合計して30グループである。

この報告では付着部指数と，疼痛，こわばり，赤沈との関係について相関係数を評価しており，付着部指数と疼痛との順位相関係数は0.67，付着部指数とこわばりは0.46で，統計学的に相関が認められた。しかし，付着部指数と赤沈は0.21で相関はなかった。

D 多発性付着部炎の調査

脊椎関節炎と線維筋痛症の病因はまったく異質であるものの，圧痛点など両者で相当に近似している部分がある。筆者は線維筋痛症の圧痛点と脊椎関節炎の付着部炎に関して調査を試みた。すでに概略は報告ずみ[10]であるが，今回は詳述したいと思う。

調査対象は2006年9月から12月までの3ヵ月に当科外来を初診した患者76例（女性62例，男性14例）である。

初診患者はまず，線維筋痛症の診断にはACR分類基準を使用し，疾患活動性の評価として，ACRの圧痛点数（FM圧痛点数）を算定した。また，脊椎関節炎の診断にはヨーロッパ分類基準を使用し，脊椎関節炎の評価として，ショーバーテスト，胸郭拡張テスト，CRPの測定，脊椎・仙腸関節X線の評価を行った。また，多発性付着部炎の評価項目としてMander Enthesis Index（MEI）を使用し[4,5]，MEIが20以上を多発性付着部炎とした。

多発性付着部炎を有した症例は76例中62例（81.6％）であり，ヨーロッパ分類基準により脊椎関節炎と診断された症例は63例（82.9％）であった．線維筋痛症の単独発症は5例（6.6％）（MEI＜20かつACRの分類基準を満たした症例）のみであった．2次性FMと診断された症例は56例（73.7％）であり，確定診断を保留（両者の疑い）とした症例は8例であった．

　受診者の居住地は北海道地方が1例，東北地方1例，近畿地方3例，長野県を除く中部地方は4例，関東地方5例，長野県在住が62例，合計が76例であった．

　MEIの点数の分布，およびFM点数の分布を図に示した．MEIは最低0点,最高90点，平均点は43.63点（図56），FM圧痛点数は最低0点，最高18点で平均は14.5点である（図57）．両者の相関をみると，相関係数0.673（$p<0.005$）と比較的高い相関がみられた（図58）．

　多発性付着部炎に関する報告はMander以外にも多くの報告がある．日本でも七川らは烏口突起あるいはアキレス腱踵骨付着部など,少なくとも5ヵ所に圧痛があることとして診断基準を示している[11]．Heuft-Dorenboschは13ヵ所の圧痛点の評価法Maastricht Ankylosing Spondylitis Enthesitis Score（MASES）を発表し，MEIなどとの相関があることを報告している[12]．

　最近では，Enthesis Organの概念[13]（付着部器官説）が発表されている．付着部における腱・靱帯・粘液包・関節包は各関節で連絡しあっており，関節の中と外で連動したメカニズムがある．また，関節リウマチと脊椎関節炎では根本的な違いが認められると言う．それは関節リウマチでははじめの段階で免疫学的事象が出現するが，脊椎関節炎では付着部において，炎症の前段階のメディエーターが働いている．線維軟骨は関節の中のみならず，関節外にも働いており，脊椎関節炎の滑膜炎にも重要な役割を演じている．

【コラム】
MEIの点数からみた多発性付着部炎について
　調査した症例のなかで付着部の圧痛の少ない症例は非常に少ない．MEIが0点の症例は1例のみであり，10点未満は10例であった．圧痛の有無で判断するとほとんどの症例が付着部炎ありとなってしまう．今回は恣意的ではあるが，左右5ヵ所ずつ，付着部合計10ヵ所にあたる部位に通常レベルの疼痛点数2を乗じた点数20点をカットオフ値として，20以上を多発性付着部炎ありとした．

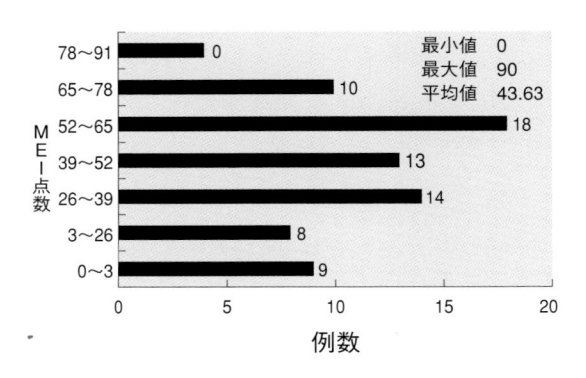

図56　MEI点数別の症例数の分布

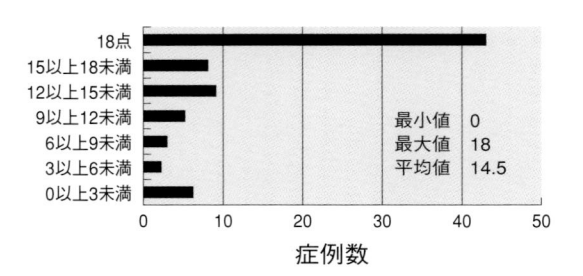

図57　FM圧痛点数の分布

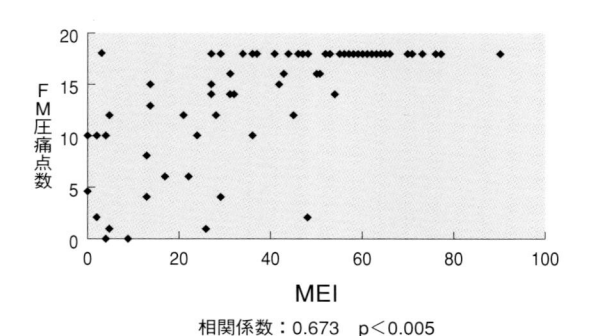

図58　MEIとFM圧痛点数との相関

　今回の筆者の調査から類推すると，線維筋痛症と脊椎関節炎はかなり近い位置に属している可能性がある。Enthesis Organの考え方からみても多発性付着部炎の圧痛部位の近くにACRの圧痛点がありはしないだろうか？　部位によってはまったく同一部位もある。

線維筋痛症と脊椎関節炎の圧痛部位において類似性があることが確認され，広範囲疼痛症例の診療には多発性付着部炎も考慮されるべきであると考える。

文　献

1) Fitzcharles MA, Esdaile JM : The overdiagnosis of fibromyalgia syndrome. Am J Med　103 : 44-50, 1997.
2) Khan MA : Ankylosing spondylitis.　Oxford University Press : p13-17, 2002
3) Aloush V, Ablin JN, Reitblat T, et al. : Fibromyalgia in women with ankylosing spondylitis. Rheumatol Int　27 : 865-868, 2007.
4) http://www.spondylitis.org/about/undif.aspx
5) Braun J, Khan MA, Sieper J : Enthesis and ankylosis in spondyloarthropathy : what is the target of the immune response? Ann Rheum Dis　59 : 985-994, 2000.
6) McGonagle D, Gibbon W, Emery P : Classification of inflammatory arthritis by enthesitis. Lancet　352 : 1137-1140, 1998.
7) McGonagle D, Marzo-Ortega H, O'Connor P, et al. : Histological assessment of the early enthesitis lesion in spondyloarthropathy. Ann Rheum Dis　61 : 534-537, 2002.
8) Godfrin B, Zabraniecki L, Lamboley V, et al. : Spondyloarthropthy with entheseal pain. A prospective study in 33 patients. Joint Bone Spine　71 : 557-562, 2003
9) Mander M, Simpson JM, McLellan A, et al. : Studies with an enthesis index as a method of clinical assessment in ankylosing spondylitis. Ann Rheum Dis　46 : 197-202, 1987.
10) 浦野房三：脊椎関節炎と線維筋痛症─広範囲疼痛疾患の診断と治療の実際．日本医事新報　4358 : 57-60, 2007.
11) Schichikawa K, Takenaka Y, Yukioka M, et al. : Polyenthesitis. Rheum Dis Clin North Am　18 : 203-213, 1992.
12) Heuft-Dorenbosch L, Spoorenberg A, van Tubergen A, et al. : Assessment of enthesis in ankylosing spondylitis. Ann Rheum Dis　62 : 127-132, 2003.
13) Benjamin M, Moriggl B, Brenner E, et al. : The "Enthesis organ" Concept. Arthritis Rheum　50 : 3306-3313, 2004.

索 引

A

アキレス腱腫脹 ················ 12
アザルフィジンEN® ······· 46,87
アダリムマブ ··················· 89
足根炎 ··························· 61
足根関節 ························ 35
Amor ···························· 17
Amorの診断基準 ··········· **17**,18
ankylosing tarsitis ············ 61
ASAS ···························· 28
aseptic arthritis ··············· 56

B

ビジュアル アナログ スケール ··· 28
ビスフォスフォネート ······ 66,93
ブドウ球菌 ····················· 57
ぶどう膜炎 ·················· 56,73
分類不能脊椎関節炎 ········· 7,32
bamboo spine ······ 9,16,25,36
Bartholin腺炎 ················· 56
BASDAI ················ 19,**28**,93
BASFI ··························· **28**
BASMI ·························· **28**
BCG療法 ······················· 57

C

竹様脊椎 ···················· 3,16,25
超音波 ··························· 115
腸管感染症 ····················· 56
Campylobactor ················ 56
CASPAR ························ 45
Chest expansion test ········· 14

Chlamydia trachomatis ······ 56
Chlamydia-induced arthritis ··· 56
Clostridium difficile ·········· 57
COX2阻害薬 ··················· 84
CPK ····························· 18

D

大結節 ··························· 59
大腸クローン病 ············· 12,53
殿部痛 ··························· 12

E

エタネルセプト ················ 88
Enthesis Index ············· 14,28
Enthesis Organの概念 ······ 129
ESSG ···························· 14
European Spondyloarthropathy Study Group ················ 14
face scale ······················· 83

F

副睾丸炎 ························ 56
付着部炎 ························ 14
付着部器官説 ················· 129
付着部指数 ···················· **128**
付着部症 ······················· 126
不明熱 ··························· 11

G

ガリウムシンチグラム ······· 118
劇症座瘡 ···················· 53,54
強直性足根炎 ··················· 61

強直性脊椎炎 ··················· 27

H

背部痛 ··························· 12
白血球除去療法 ················ 55
非ステロイド性抗炎症剤 ····· 46
疲労感 ··························· 11
変形性関節症 ··················· 77
変形性脊椎症 ··················· 77
扁桃腺摘出 ····················· 48
Helicobactor Pylori ··········· 57
HLA-B27 ················ 11,**19**
HLA-B抗原 ···················· 19

I

インフリキシマブ ············· 88
咽頭炎 ··························· 56
咽頭感染 ························ 57

J

ジャンピングサイン ··········· 86
軸性関節炎型 ··················· 26
自律神経症状 ··················· 11
腎盂炎 ··························· 56
靭帯棘 ······················· 10,26

K

回帰性リウマチ ················ 76
改正ニューヨーク診断基準
························ 7,14,**16**,17
潰瘍性大腸炎 ··············· 12,53
肩腱板損傷 ····················· 59

肩鎖関節炎…………………59		リウマトレックス®…………46,87
滑膜 PCR …………………56	**L**	Romanus 変形……………104
間質性肺炎…………………72	LCAP………………………55	
関節内注射…………………86		
関節リウマチ………………10	**M**	**S**
乾癬……………………12,45	マクロファージ…………120	サラゾスルファピリジン………87
乾燥性角結膜炎……………68	ミノサイクリン……………93	シクロスポリン…………46,88
亀頭炎………………………56	ミノマイシン®……………57	ショーバーテスト………14,**15**,29
胸鎖関節…………………12,48	ムチランス様変化…………46	ステロイド剤……………46,85
胸部痛………………………12	メトトレキサート………87,46	ストレッチ運動……………74
胸肋鎖骨異常骨化症………104	末梢関節炎…………………12	ソーセージ指…………12,**14**,65
距骨下関節………………61,104	末梢関節炎型………………26	ソーセージ様指……………11
筋肉痛………………………12	慢性疲労症候群……………11	子宮内膜炎…………………56
屈曲強直……………………62	未分化型脊椎関節炎……27,32	膝蓋骨棘…………………104
頸管炎………………………56	MASES……………………28	膝蓋靭帯………………12,62
頸椎椎間関節……………105	MEI………………14,28,127,**128**	脂肪抑制法………………110
血管増生…………………115	MMP-3……………………19	消化性潰瘍…………………84
結節性多発動脈炎…………69	modified New York Criteria……14	踵骨棘……………………104
結膜炎………………………56		掌蹠膿疱症………………12,48
腱・靭帯炎…………………59	**N**	初発症状……………………34
腱鞘炎……………………65,59	尿道炎………………………56	数値的評価スケール………28
腱付着部石灰化…………116	尿路感染症…………………56	生物学的製剤………………88
肩峰…………………………59	膿疱性乾癬…………………45	脊椎圧迫骨折………………65
抗 CCP 抗体………………18	ネオーラル®………………46	赤痢…………………………56
抗炎症剤……………………83	ノイロトロピン®……………93	線維筋痛症………………7,125
硬化性腸骨炎………………26	Numerical Rating Scale（NRS）	線維軟骨…………………120
睾丸炎………………………56	……………………28,83	尖足強直……………………62
口腔内潰瘍…………………66		仙腸関節………………14,103
抗サイトカイン療法………88	**O**	仙腸関節炎………………8,26
広範囲疼痛…………………7	オペラグラス様変化………46	Salmonella…………………56
項部痛………………………12		Schigella……………………56
抗リウマチ薬………………87	**P**	short tau inversion recovery …110
抗リン脂質抗体症候群……48	パワードプラー…………116,118	STIR法…………………35,110
骨髄浮腫…………………110	プレドニゾロン……………85	syndesmophyte…………10,26
骨粗鬆症……………………65	ポンプハンドルテスト……26	
骨密度………………………65	polyenthesitis……………120	**T**
こわばり感…………………12		トシリズマブ………………89
	R	体軸痛………………………26
	ライター症候群……………58	

体重減少……………………11	……………………7,32	溶連菌感染症………………57
多発性付着部炎 ………7,120,**125**	USpA ……………………32	Yersinia ……………………56
椎体椎間板炎………………91		
低エコー……………………115	**V**	**Z**
棘上筋腱……………………59	Visual analog scale (VAS) …28,83	痤瘡…………………………12
tarsitis………………………61		前屈テスト…………………14
TNF α ………………………88	**Y**	前立腺炎……………………56
TNF阻害薬 ………………46,89	ヨーロッパ脊椎関節炎研究会 …14	
	ヨーロッパ分類基準 ……11,14,17	**数字**
U	腰椎椎体椎間板炎……………67	3DCT ………………………50
undifferentiated spondylarthritis	腰痛…………………………12	

脊椎関節炎専門医紹介

(日本脊椎関節炎研究会理事の方を掲載します)

井上　康二　〒599-0212
大阪府阪南市自然田940
TEL：0724-73-2000
大阪リハビリテーション病院

浦野　房三　〒388-8004
長野県長野市篠ノ井会666-1
TEL：026-292-2261
篠ノ井総合病院リウマチ膠原病センター

小松原良雄　〒530-0021
大阪府大阪市北区浮田2-2-3
TEL：06-6371-9921
行岡病院整形外科

小林　茂人　〒343-0032
埼玉県越谷市袋山560
TEL：048-975-0321
順天堂大学医学部附属順天堂越谷病院内科

小宮　節郎　〒890-8520
鹿児島県鹿児島市桜ヶ丘8-35-1
TEL：099-275-5111
鹿児島大学医学部付属病院整形外科

斉藤　輝信　〒982-8555
宮城県仙台市太白区鈎取本町2-11-11
TEL：022-245-1111
西多賀病院リウマチ疾患研究センター

立石　博臣　〒657-0068
兵庫県神戸市灘区篠原北町3-11-15
TEL：078-871-5201
神戸海星病院整形外科

辻本　正記　〒590-0026
大阪府堺市向陵西町4-7-34
TEL：0722-24-0085
ジョイントハウス三国ヶ丘1F 辻本クリニック

西岡　淳一　〒525-0046
滋賀県草津市追分町1234
TEL：077-569-0222
西岡リウマチ整形外科医院

八田　和大　〒632-8552
奈良県天理市三島町200
TEL：0743-62-5611
天理よろず相談所病院総合内科

福田　眞輔　〒552-0021
大阪府大阪市港区築港3-4-25
TEL：06-6599-1212
多根第二病院整形外科

前田　晃　〒530-0021
大阪府大阪市北区浮田2-2-3
TEL：06-6371-9921
行岡病院整形外科

槇野　博史　〒700-8558
岡山県岡山市鹿田町2-5-1
TEL：086-235-7232
岡山大学大学院医歯学総合研究科
腎・免疫・内分泌代謝学

松井　宣夫　〒467-8622
愛知県名古屋市瑞穂区弥富町字蜜柑山1-2
TEL：052-835-3811
名古屋市総合リハビリテーションセンター

松永　俊二　〒890-8520
鹿児島県鹿児島市桜ヶ丘8-35-1
TEL：099-275-5381
鹿児島大学医学部付属病院整形外科

松本美富士　〒514-1295
三重県津市大鳥町向広424-1
TEL：059-252-1555
藤田保健衛生大七栗サナトリウム内科

三井　弘　〒101-0065
東京都千代田区西神田1-4-11 サンポウ水道橋ビル2F
TEL：03-3293-0205
三井弘整形外科・リウマチクリニック

三浪三千男　〒062-0937
北海道札幌市豊平区平岸7条13丁目5-22
TEL：011-812-7001
北海道整形外科記念病院

村田　紀和　〒530-0021
大阪府大阪市北区浮田2-2-3
TEL：06-6371-9921
行岡病院整形外科

山村　昌弘　〒480-1195
愛知県愛知郡長久手町字雁又字岩作21
TEL：0561-63-1276
愛知医科大学付属病院リウマチ科

渡部　昌平　〒791-0295
愛媛県東温市志津川
TEL：089-964-5111
愛媛大学医学部付属病院整形外科

〔五十音順，敬称略〕

土方　康世　〒567-0031
大阪府茨木市春日3丁目11-29
TEL：0726-27-3756
東洋堂土方医院（内科・漢方）
（日本AS友の会賛助会員）

井上　久　〒113-0033
東京都文京区本郷2-1-1
TEL：03-3813-3111
順天堂大学整形外科・スポーツ診科
（日本AS友の会事務局長）

〔敬称略〕

あとがき

　脊椎関節炎の最近の国際的な状況をPubMedの文献検索を使って調べてみた。関節リウマチといれると94,190件のヒットがあり，脊椎関節炎は14,304件であった（2008年6月）。関節リウマチの15％の数字である。一方，日本の医学中央雑誌のサイトで同様に関節リウマチといれると会議録まで含めて53,686件のヒット数であったが，脊椎関節炎は会議録も含めて1,535件であった。関節リウマチの2.8％であり，非常に少ない。

　脊椎関節炎が国内に浸透するには医学教育が一番の問題であろう。脳に柔軟性のある学生時代に教育を受けるとすんなりと入っていくが，中年以降になると今まで培った医学に対する知識あるいは技量が新たな考え方を駆逐することが考えられる。では，私はどうかというと，長年，線維筋痛症の患者を診ていて，問題となる18ヵ所以外に圧痛のある患者が非常に多いことに気がついた。比較的症状の軽い患者は線維筋痛症の説明で納得するが，重症になればなるほど，患者は線維筋痛症という病名に懐疑的になる。

　また，1982年に線維筋痛症患者の洗礼を受けてから約10年，ホームページを公開する少し前であったが，仙腸関節付近を痛がり，その関節に高度の圧痛がある患者が相当数存在した。そのような患者には時に指の腫脹が起こった。

　線維筋痛症と脊椎関節炎の関連について気づかされたのはひとつの外国文献である。Fitzcharlesの論文で線維筋痛症の患者の中に相当数の脊椎関節炎が含まれているというものである。私にとって，この論文が脊椎関節炎の新たな出発点かもしれない。

　その後，先行する感染症や皮膚疾患のない広範囲の疼痛患者に対しては仙腸関節のX線所見に注意した。仙腸関節炎がはっきり分かるもの，判読できないものがあることに意識が向いた。そして，分類不能脊椎関節炎に取り組むべきと考えたのは1999年頃である。

　分類不能という表現に引っかかった。分類不能という言葉はネガティブなイメージが付きまとう。原語のundifferentiatedは未分化型と訳されるべきと考えている。そして，いまだに多くの未分化型脊椎関節炎患者が診断未確定とされ，まっとうな医療を受けることができない現実がある。

　近年医師不足が叫ばれ，日本の医療は危機的な状況にある。私の現在の専門領域である脊椎関節炎に対しては極端な医師不足である。おそらく十分にこの

疾患を理解している医師は多くはない。全国レベルでは数十万人と推定される脊椎関節炎患者に対して、専門医の数は200名に満たないと考えられる。そのような状況でも総合病院の医師、特に内科医が少ないため、私も内科の総合外来を手伝うことになった。要するに内科の新患の診察である。そこで経験したことは、毎回の総合外来診で新患10数名のうち、平均1ないし2名の脊椎関節炎患者が新患として受診することが分かった。彼らの訴えは長期間続く胸部痛、とか、腰背部痛を伴う頭痛、四肢・体幹のどこかの疼痛を伴った風邪症状のない発熱などである。この疾患を知っていると問診だけでもある程度の方向が見え、多発性付着部炎を確認し、脊椎と仙腸関節のX線と簡単な検査だけで診断がつく。ここ数年、線維筋痛症についてリウマチ科や整形外科では認識が広まっている。しかし、実際の患者をみると多発性付着部炎を合併している患者は非常に多く、X線で仙腸関節炎、あるいは靱帯棘が確認でき、強直性脊椎炎と診断できる患者の比率も従来考えられていたよりも相当高い。

　遠来の新患は通常では考えられない病歴を持っている。10数ヵ所の医療機関を受診したという患者は相当数存在する。ドクターショッピングというジョークのような単語ではかたづけられない悲惨な状況である。この現状を世に知らしめるに良い方法がないかと思いをめぐらしていた。また、現在のインターネットによる発信だけでは限界を感じ、単発的に脊椎関節炎に触れるよりも系統的に勉強のできるテキストがあったほうがよいと常々思っていた。現在、日本で発行されたリウマチ科の書物には脊椎関節炎について系統だって書かれたものは数種類あるが、教科書とするには短いものがほとんどである。また、ある程度の分量のあるものは何万円もする書物で、一般の医師が手元に置いて気軽に勉強するには高価すぎるものである。

　そんな矢先、2007年秋、新興医学出版から線維筋痛症についての執筆の依頼があった。線維筋痛症よりも脊椎関節炎の重要さが認識されねばならぬと、常々考えていた私はこの出版社の説得から始まった。そして、私の考えが採用された。

　今回はとにかく大勢の医師の目に触れることを目的に書いたつもりである。また、症例も通り一遍でなく、患者の情景が浮かんでくるような記述もした。中には従来公表されてはこなかった写真なども挿入した。眼瞼の浮腫、あるいは指の変形などは既存の書物にはほとんど記述のないことであり、私の独断で

あるが，私自身が数例経験している症例である．また，機会があったら論文として発表したい．

　本書には肉眼的所見の他に，X線所見，CT所見，MRI所見，超音波所見を載せた．CT所見，MRI所見については最新の放射線医学の技術と知識が不可欠である．篠ノ井総合病院放射線科部長 長谷川実先生には出版にあたり多大なご指導をいただいた．ここに深謝の意を表明したい．

　また，当初の線維筋痛症の執筆依頼に対して，方針を変えていただき，脊椎関節炎をまず，上梓することにご援助いただいた新興医学出版，林峰子社長にも深謝申し上げたい．

2008年8月1日
浦野房三

著者略歴

浦野　房三（うらの　ふさぞう）

長野県厚生連篠ノ井総合病院
　　リウマチ膠原病センター・リウマチ科
リウマチ膠原病センター長　および　リウマチ科部長を兼務

昭和51年	和歌山県立医科大学医学部卒業
昭和57年	篠ノ井総合病院 整形外科医長
平成2年	信州大学医学部にて医学博士取得
平成3年	日本リウマチ財団海外派遣医として
	米国ケース・ウェスタン・リザーブ大学リウマチ科に留学
平成5年	信州大学医学部整形外科委嘱講師
平成8年	篠ノ井総合病院リウマチ膠原病センター・リウマチ科医長
平成19年	同センター・リウマチ科部長
平成20年	同センター・リウマチ膠原病センター長を兼務

所属団体
　厚労省線維筋痛症研究調査会（班員）
　線維筋痛症友の会（FMSJ）（顧問）
　日本脊椎関節炎研究会（理事）
　日本リウマチ学会（評議員，指導医）
　中部リウマチ学会（理事）
　信州リウマチ膠原病懇談会（世話人）
　日本整形外科学会（専門医）

専門分野
　1）関節リウマチの臨床
　2）脊椎関節炎の診断と治療
　3）線維筋痛症の臨床

ⓒ 2008　　　　　　　　　　　　　　　　第1版発行　2008年10月4日

症例から学ぶ　脊椎関節炎
―強直性脊椎炎，未分化型脊椎関節炎ほか―

（定価はカバーに表示してあります）

検印省略

著　者　　浦　野　房　三
発行者　　服　部　治　夫
発行所　　株式会社 新興医学出版社
〒113-0033　東京都文京区本郷6丁目26番8号
電話　03（3816）2853　　FAX　03（3816）2895

印刷　株式会社 藤美社　　ISBN978-4-88002-684-8

・本書およびCD-ROM（Drill）版の複製権・翻訳権・譲渡権・公衆送信権（送信可能化権を含む）は株式会社新興医学出版社が保有します。
・JCLS 〈㈱日本著作出版権管理システム委託出版物〉
本書の無断複写は著作権法上での例外を除き禁じられています。複写される場合は，その都度事前に㈱日本著作出版権管理システム（電話03-3817-5670, FAX 03-3815-8199）の許諾を得てください。